U0334220

高血压
这样降

温玉波　陈飞松　编著

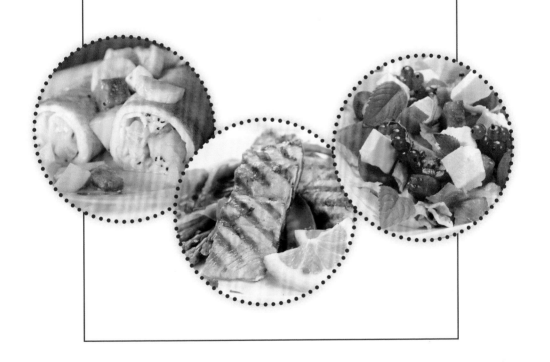

江苏凤凰科学技术出版社·南京

图书在版编目（CIP）数据

高血压这样降 / 温玉波，陈飞松编著 . — 南京：
江苏凤凰科学技术出版社，2022.9
ISBN 978-7-5713-1798-0

Ⅰ . ①高… Ⅱ . ①温… ②陈… Ⅲ . ①高血压 – 防治
Ⅳ . ① R544.1

中国版本图书馆 CIP 数据核字 (2022) 第 139118 号

高血压这样降

编　　　著	温玉波　　陈飞松
责 任 编 辑	汤景清
责 任 校 对	仲　敏
责 任 监 制	方　晨

出 版 发 行	江苏凤凰科学技术出版社
出版社地址	南京市湖南路 1 号 A 楼，邮编：210009
出版社网址	http://www.pspress.cn
印　　　刷	天津丰富彩艺印刷有限公司

开　　　本	718 mm × 1 000 mm　1/16
印　　　张	13
插　　　页	1
字　　　数	310 000
版　　　次	2022 年 9 月第 1 版
印　　　次	2022 年 9 月第 1 次印刷

标 准 书 号	ISBN 978-7-5713-1798-0
定　　　价	49.80 元

图书如有印装质量问题，可随时向我社印务部调换。

内调外养，远离高血压

《中国心血管健康与疾病报告（2021）》指出，我国心血管疾病患病率处于持续上升阶段，并推算出中国成人高血压患病率达27.9%，且男性高于女性；而《中国居民膳食指南科学研究报告（2021）》指出，膳食不均衡是慢性病发病的主要诱因。高血压不仅给患者的身体和精神带来巨大折磨，成为很多家庭里挥之不去的阴霾，也给我们的社会带来了巨大损失。

想改变这种状况，首先需要我们对高血压有一个正确的认识。我们应该意识到，高血压在很多时候都是一种"不良习惯带来的疾病"，比如，不良的饮食习惯、不好的运动习惯，再加上不恰当的睡眠习惯，最终层层叠加，导致了高血压的产生。想摆脱高血压对健康的威胁，我们就需要在以上方面做出改变，同时做到定期检查、及早诊断、进行必要的预防和治疗等。

本书通过介绍适合高血压患者的健康食物、科学的饮食习惯、合理的运动习惯，并提醒读者纠正一些不良生活习惯等，旨在给高血压患者一个易学、易掌握的生活参考。书中灵活运用传统中医学的饮食疗疾原则，将常见的食材与药材相配，帮助高血压患者有针对性地调养身体；同时，本书也介绍了很多经过实践检验的日常保养方法，对那些身体健康的朋友也有一定的指导意义，可以帮助他们纠正一些不良的生活习惯。

我们希望将具备深厚底蕴的传统中医文化与现代医学相结合，给读者朋友的日常生活提供更多的健康选择，助您把高血压降下来，把身体调养好，为您的生活增添欢乐与祥和。

阅读导航

调节血压关键词
总体介绍食材的独特营养成分，解读对人体的益处。

食材名称
把食材归类划分，阅读时方便查找。

西蓝花 · 清利湿热、益肾补虚

调节血压关键词：胡萝卜素

西蓝花富含胡萝卜素，有助于预防夜盲症，促进发育。

别名：花菜、菜花、椰菜花
性味：性凉，味甘
主产地：全国各地
适宜人群：一般人群均可食用

● 功效
清利湿热、益肾补虚

● 适应症状
久病体虚、肢体痿软、耳鸣健忘

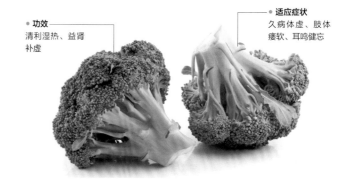

✔ 营养健康这样吃

西蓝花不宜过度烹饪，否则会使营养成分大量流失。可搭配甘蓝、萝卜等其他蔬菜一起食用，能促进人体对营养的吸收。烹饪时不宜多用香料，因为香料容易破坏菜中的抗氧化成分。

 +
西蓝花 　　蒜汁
两者搭配，有助于杀虫解毒。

 + 金针菇
西蓝花
营养丰富，能促进肠道蠕动，利湿通便。

营养健康这样吃
营养学家对烹饪手法、食用宜忌进行详细说明，教你吃得对、吃得好。

☺ 营养学家这样说

巧选西蓝花
● 在外形上，以购买花球表面无凹凸，花蕾柔软饱满、紧密、中央隆起的西蓝花为宜；也可以看看花梗的底部，没有缝隙的说明西蓝花较嫩，适宜购买。在颜色上，花梗乳白或绿色为好，如有泛黄迹象，说明已过度成熟或储存太久，不宜购买。用手掂西蓝花时，有沉手感的较好；如果花球过硬或花梗宽厚结实，则表示过老，也不宜购买。

82

营养学家这样说
介绍相关食材选购窍门、储藏技巧等知识，助您选好食材，吃出健康。

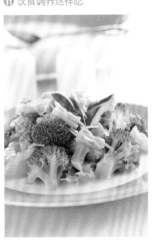

什锦鲜蔬

材料

腌萝卜10g，西蓝花100g，彩椒50g，食盐3g，食用油5mL，水淀粉10mL。

做法

❶ 腌萝卜洗净切块；西蓝花切小朵洗净；彩椒洗净后切片。把腌萝卜块、西蓝花小朵放入沸水焯2分钟捞出过凉沥水。

❷ 炒锅倒油烧热，倒入所有食材翻炒至熟，调入食盐，以水淀粉勾芡炒匀即可。

功效

此菜营养丰富，富含维生素和膳食纤维，有助于人体排出毒素。此外，为取腌萝卜的调味作用而避免其含盐量高，因此烹饪前将其焯水。

操作方法

详细介绍每道食谱所需的材料、制作步骤，读者自己在家便能轻松学会。

西蓝花炒牛柳

材料

牛肉400g，西蓝花200g，蒜末20g，料酒6mL，白胡椒粉3g，食盐3g，食用油适量。

做法

❶ 牛肉洗净切薄片，用料酒、白胡椒粉拌匀腌10分钟；西蓝花切小朵洗净，沸水焯烫1分钟，捞出过凉沥水。

❷ 炒锅倒油烧热，放入蒜末爆香，放入牛肉片快炒，再放入西蓝花小朵翻炒，调入食盐炒匀即可。

功效

牛肉有补中益气、滋养脾胃、强健筋骨等功效；西蓝花则可促进生长，还能增强记忆。

功效提示

该美味餐的食疗功效，助您吃对、吃好。

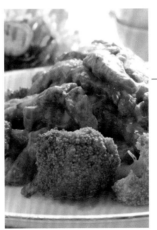

美食高清大图

将美食清晰生动地呈现在读者面前，使读者一目了然。

83

3

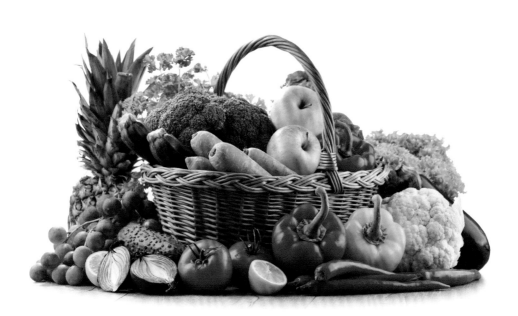

目录 │ Contents

第一章　认识高血压

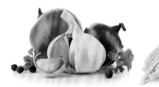
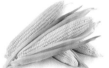

第二章　饮食调理降血压

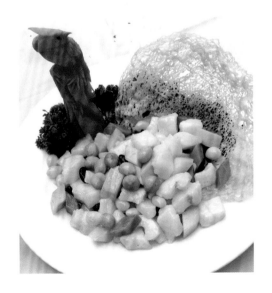

第三章　选对食材卫健康

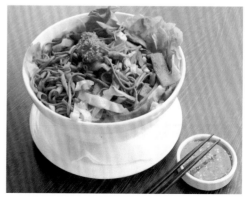

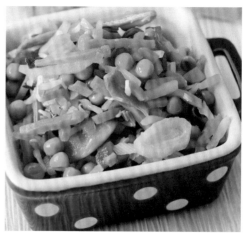

第四章 运动健身调血压

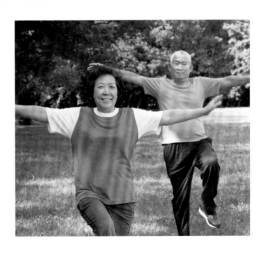

第五章 中医疗法稳血压

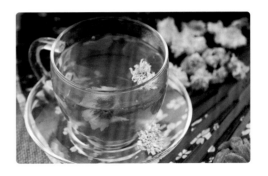

第六章 四季养生护血压

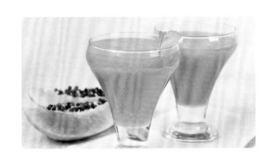

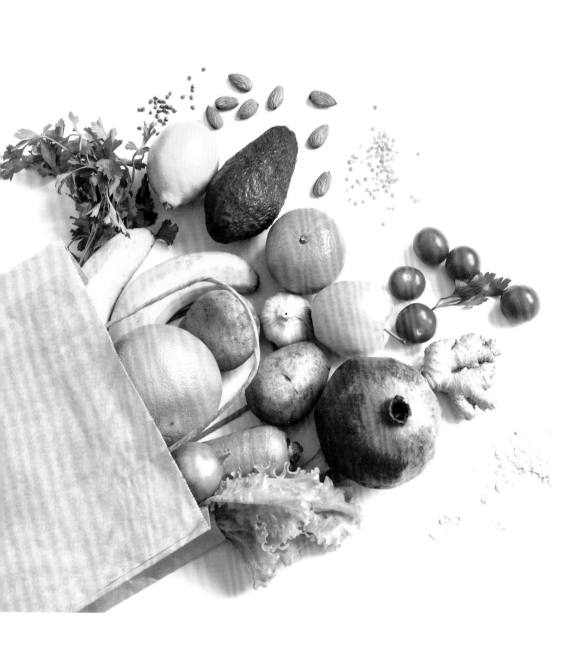

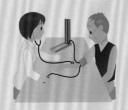 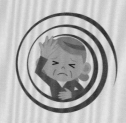 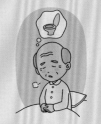

第一章

认识高血压

据世界卫生组织发布的数据，全世界每年死于高血压的人数大约是1000万。但是，如果患者积极采取治疗措施，死亡率则可以大幅降低。在医学界，高血压被称为"无形的杀手"，把其对人体带来的危害控制到最低程度，是防治高血压的关键。

什么是血压

血压指血管内血液对单位面积血管壁的侧压力，即压强。血管分动脉、静脉和毛细血管，因此血压也分动脉血压、静脉血压和毛细血管血压。

⊕ 血压是怎样形成的

人体的循环系统包括血液系统和淋巴系统，它们之间构成一个基本上封闭的"管道系统"。正常的心脏是一个强有力的肌肉器官，就像一个水泵，它日夜不停、有节律地搏动着。心脏一张一舒，使血液在人体内循环流动。血液在血管内流动时，无论心脏收缩或者舒张，都对血管壁产生一定的压力。当左心室收缩时，大动脉里的压力最高，这时的血压称为收缩压（高压）；当左心室舒张时，大动脉的压力最低，此时的血压称为舒张压（低压）。平时我们所说的"血压"，实际上是测定上臂肱动脉的血压值，是对大动脉血压的间接测定。通常我们测量血压，右侧与左侧手臂的数值不一样。

⊕ 决定血压的因素

就像电压是由电流和电阻决定的一样，血压是由血流（容）量和总外周阻力这两大因素决定的。血流量指心脏每次收缩射出的血液量，即心脏每搏输出量，简称心排血量。血管内的血压，犹如自来水管里的水一样，水对水管的压力，犹如血液对血管壁的压力。水的压力取决于水管里水的容量和水管的粗细，水越多，水管越细，水对水管壁的压力就越大，反之亦然。血压也是如此，当血流量增加，血管阻力增大时，血压就会上升。例如，运动时精神处于紧张状态，此时血流量和血管阻力均增大，血压也就会因此升高。

大多数高血压病，特别是高血压病初期，都是由血管阻力异常增大、心率加快、血流量增加引起的。而低血压刚好相反，如在急性心肌梗死的急性期，心脏收缩减弱，血流量减少，血管阻力降低，导致血压下降。

综上所述，血压主要由血流量和血管阻力决定，除此之外，还有一些因素，如血液的黏稠度、血容量、神经调节系统等，也可以影响血流量和血管阻力，进而引起血压的变化。

✚ 稳定血压具有重要意义

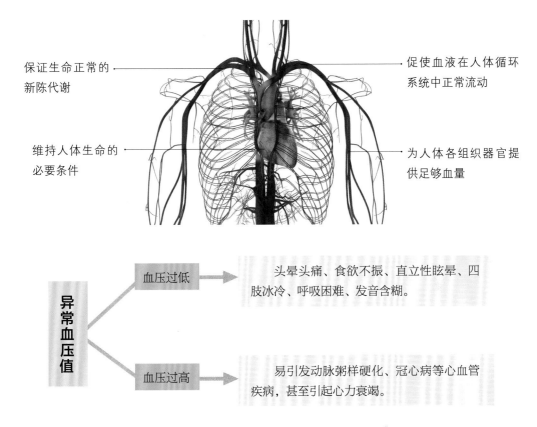

保证生命正常的
新陈代谢

促使血液在人体循环
系统中正常流动

维持人体生命的
必要条件

为人体各组织器官提
供足够血量

异常血压值

血压过低 → 头晕头痛、食欲不振、直立性眩晕、四肢冰冷、呼吸困难、发音含糊。

血压过高 → 易引发动脉粥样硬化、冠心病等心血管疾病，甚至引起心力衰竭。

✚ 血压是循环波动的

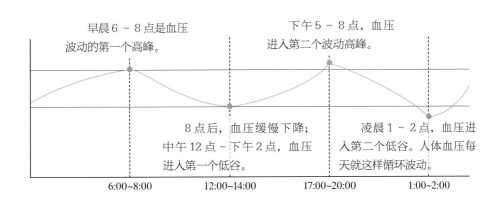

早晨 6 ~ 8 点是血压
波动的第一个高峰。

下午 5 ~ 8 点，血压
进入第二个波动高峰。

8 点后，血压缓慢下降；
中午 12 点 ~ 下午 2 点，血压
进入第一个低谷。

凌晨 1 ~ 2 点，血压进
入第二个低谷。人体血压每
天就这样循环波动。

6:00~8:00　　12:00~14:00　　17:00~20:00　　1:00~2:00

　　一天中，正常人的血压波动有两次高峰和两次低谷。每天清晨是人体血压变化最大的时候，在这个时间段内很容易发生心源性猝死、心肌梗死、不稳定性心绞痛及脑卒中。高血压患者每日最好在血压高峰到来前服用降压药，这样有助于保持血压平稳。

为什么要学会自测血压

血压具有波动性特征，要连续多日反复测量才能判断血压是否在持续升高。正常血压值的范围是收缩压 90 ~ 130 mmHg，舒张压 60 ~ 90 mmHg（1mmHg =0.133kPa）。

✚ 高血压患者要经常测量血压

目前，高血压病已成为严重危害人们健康的疾病之一，许多患者缺乏应有的自我保健意识，不注意定期监测血压，容易导致病情加重，甚至引起严重的并发症。一般情况下，高血压患者在血压升高时，常会感到头晕、头痛、乏力等。如不能定期监测血压并以此指导用药，在某些诱因的作用下，很容易发生心、脑、肾等脏器的并发症，甚至危及生命。据报道，因高血压导致的脑出血病例占脑出血疾病的 70%，其中不能定期监测血压者占八成。由此可见，高血压患者平时定期监测血压是多么重要。

✚ 学会测量血压

测量血压不要在上厕所、开会、运动、吃饭、吸烟、饮酒、喝咖啡及受凉后 30 分钟内进行。测血压前要保持安静状态 5 分钟以上，并且室内要保持安静，室温在 20℃ 左右。

测右臂肱动脉，以坐位血压为准，测量时上臂不要被衣袖所压迫，手掌向上，不要握拳，手臂测量部位的高度与心脏水平，与身体呈 45° 角。将袖带充气至桡动脉搏动消失再加 30 mmHg 后，立刻放气，使水银柱下降速度为 2 mmHg/s，听到第一音即为收缩压，当声音不再呈排击性并完全变闷、变弱时听到的最后一音则为舒张压，最后袖带放气，压力回至零点。

第一次测量血压后，可间隔 2 分钟复测 2 次以上，记录每次所测的血压值，最后取所有读数的平均值作为最终测得的血压值。

✚ 自测血压，人人都能做

受测人在家中或者其他环境中自己进行血压测量，称为自测血压。受测人可以采用水银柱血压计，但是必须事先经过培训并掌握柯氏音听诊法。一般来说，自测血压时要使用符合国际标准(ESH和AAMI)的上臂式全自动电子血压计，不建议使用半自动、手腕式和指套式电子血压计。自测血压时，需要重复测量 3 次，每次间隔 2 分钟，取 3 次读数的平均值，同时还要记录测量日期、时间、地点及活动情况。一般来说，自测血压的数值普遍低于诊所偶测的血压值。

➕ 自测血压好处多

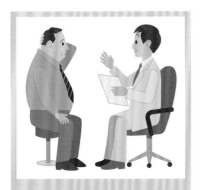

为医生提供血压水平和血压的变化规律，对医生早期诊断高血压具有重要的参考价值。

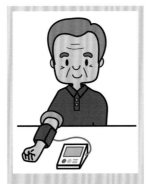

自己定期测量血压，有助于排除类似紧张、激动等"高血压假象"。

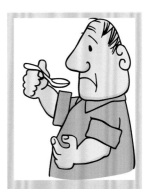

有助于医生根据血压的波动调整治疗方案和降压用药，并且有益于医生观察患者的并发症和急诊救治。

➕ 正确选择血压测量仪

血压测量仪	优点	缺点
汞柱式血压计	适用于患有高血压、糖尿病、高脂血症等疾病的人群	体积较大，不适合外出携带
	操作简单、使用方便	对使用人群有手臂外围的限制
电子血压计	体积小巧、便于携带	不适合用于患有血液循环障碍疾病的人群
	手腕处灵敏度高	手腕血压与上臂血压常有差别，易致测量结果不准确

　　汞柱式血压计使用时要平稳放置，且需定期检查，如果出现水银不足、水银柱上端通气孔阻塞或水银柱内出现气泡等情况时，要及时检修。

　　测量时，汞柱式血压计充气不宜过高、过猛，使用后要把袖带内的空气放完再卷好放置，充气的橡胶球也要放在固定位置。如水银柱上有开关，用完后要记得关闭。

　　如果汞柱式血压计听不清或有其他异常情况，则要重测血压。先让汞柱降到"0"点再测，必要时测量双上臂以便做对照。

什么样的血压被称为"高血压"

目前，我国把血压水平分为理想血压、正常血压、正常高值、高血压四种。其中理想血压的收缩压小于 120 mmHg，舒张压小于 80 mmHg；正常高值的收缩压在 130 ~ 139 mmHg，舒张压在 85 ~ 89 mmHg；高血压的收缩压在 140 mmHg 以上，舒张压在 90 mmHg 以上。

✚ 正常血压和异常血压

高血压病若不进行治疗，任其自然发展，则会明显加速动脉硬化进程，平均患病 13.9 年后会发生脑卒中、急性心肌梗死等；若经治疗后血压降低，就可以减少脑卒中和心肌梗死的发生率，减少高血压对肾脏、眼底等器官及血管的损害。

血压水平的定义和分类

类别		收缩压（mmHg）	舒张压（mmHg）
	理想血压	< 120	< 80
	正常血压	< 130	< 85
	正常高值	130 ~ 139	85 ~ 89
高血压	1级高血压（轻度）	140 ~ 159	90 ~ 99
	2级高血压（中度）	160 ~ 179	100 ~ 109
	3级高血压（重度）	>180	>110
	单纯收缩期高血压	>140	< 90

即使是轻度血压升高，对健康和寿命也有很大影响。据美国大都会人寿保险公司报道：35岁的男性，血压≤120/80 mmHg 者，预期寿命为77岁，而血压≥150/100 mmHg者，预期寿命为60岁。这表明轻度血压升高依然会影响寿命。

✚ 原发性高血压和继发性高血压

2005 年，美国高血压学会提出了高血压的新定义，认为高血压是一个由许多病因引起的、处于不断进展状态的心血管综合征，可以导致心脏和血管功能与结构的改变。其中，凡是导致人体血压升高、病因不明的高血压，被称为原发性高血压；能够查出明确病因的高血压，被称为继发性高血压。在高血压的患病人群中，原发性高血压比例占90% ~ 95%，继发性高血压占5% ~ 10%。与原发性高血压相比，继发性高血压患者患有心血管疾病、脑卒中、蛋白尿和肾功能不全的危险性通常更高。不过一旦查出病因，并有效去除或控制病因后，继发性高血压通常可以被治愈，至少病情可以得到明显改善。具体致病原因请见"导致高血压的'罪魁祸首'"部分。

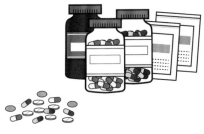

药物性高血压，是指常规剂量的药物本身或者该药物与其他药物之间发生相互作用，使得患者血压升高，属继发性高血压中的一种。

激素类药物、中枢神经类药物、非类固醇类抗炎药物、某些中草药等，都有可能引起血压升高。一旦确诊高血压和服用某类药物有关，患者须立即停止使用该药物并在医生的指导下换用其他药物，或者使用降压药治疗。

✚ 严谨分类，对症施治

分类标准：血压水平、心血管危险因素、靶器官损害程度、临床并发症等。

高血压病分类

低危	中危	高危	极高危
在相对较长的时间内进行观察，反复测量血压，并尽量对患者进行24小时的动态血压监测，以及评估靶器官的损害情况，最终决定治疗方案。	对患者的血压和其他危险因素进行持续几周的观察，评估患者靶器官的损害情况，再决定治疗方案。	需要立即对高血压及其他潜在的危险因素和临床情况进行药物治疗。	需要立即对高血压及潜在的其他危险因素和临床情况进行紧急医学手段的治疗。

✚ 高血压危险程度一览表

其他危害因素和病史	危险程度		
	1级高血压	2级高血压	3级高血压
无	低危	中危	高危
1~2个其他危险因素	中危	中危	极高危
3个以上其他危险因素或靶器官损害	高危	高危	极高危
临床并发症或合并糖尿病	极高危	极高危	极高危

遗传、年龄、体重、生活环境、饮食习惯都有影响

导致高血压的"罪魁祸首"

前文已经说过，高血压可分为原发性高血压和继发性高血压两种。无论是原发性高血压还是继发性高血压，早期均是由血流量增加、血管阻力增大引起的。之后即使血流情况得到了改善，但如果血管阻力未能降低，仍可能持续停留在高血压状态。

✚ 哪些人易患高血压

预防高血压的第一步，即要了解那些引起血压升高及诱发高血压的因素。高血压是在遗传、精神状态、生活方式、疾病等诸多原因的基础上发生的。根据引起高血压的危险因素，医学界提出了一些临床指标和生化指标。有高血压家族遗传史的人群，绝经后的女性，有吸烟史的人，患有糖尿病、高脂血症、肥胖的人等，都应高度警惕。另外，心理压力过大，长期处于精神紧张状态的人，如会计、司机等职业的从业者，也都容易患上高血压。

✚ 肥胖非好事

据相关资料显示，生活在中国北方地区的人群，高血压患病率明显高于生活在南方地区的人群，而这种差别，几乎与南北两地人群的身体质量指数（BMI）差别一致。研究数据表明，人的身体质量指数每增加 1，那么未来 5 年内，罹患高血压的危险性就会增加 9%；而人的身体质量指数每增加 3，那么未来 4 年内，男性罹患高血压的危险性将增加 50%，女性罹患高血压的危险性将增加 57%。由此可见，体重与高血压的发病率息息相关，人越肥胖，罹患高血压的危险性就越高。反之，如果肥胖的高血压患者能够持之有效地减肥，把体重降下来，那么血压水平也会明显下降，并有助于血压的稳定。人体标准身体质量指数的计算公式为 BMI= 体重（kg）/［身高（m）］^{2}。指数 >25 为超重，指数 >30 则为肥胖。

✚ 高盐不宜食

与西方人的饮食结构相比，中国人饮食结构中的钠盐含量明显偏高。中国北方地区饮食中的钠盐含量又明显高于南方地区。据调查数据显示，北方地区每人每天平均食盐量为 12 ~ 18 g，而南方地区，每人每天平均食盐量仅为 8 g 左右。人体摄入的钠盐一旦过量，血管中的水分就会明显增加，血管壁受到的压力就会随之增强，从而引起血压升高。

过多摄入钠盐还会加重心脏和肾脏的负担，容易诱发心脑血管疾病。这是因为当血管内的压力升高后，心脏的负荷就会增加，并逐渐引起心肌肥大、心衰、肾功能异常等症状。此外，我国的饮食结构中除了钠盐量偏高，钾、钙、蛋白质的含量都偏低，这种情况加重了高钠对血管的不利影响。

✚ 遗传因素是主要原因

许多研究表明，高血压病与遗传因素、环境因素有密切关系，而且遗传因素比环境因素的影响更大。一项调查显示：血压受遗传因素影响。同样的环境，高血压患者子女的高血压发病率远高于非高血压患者的子女。北京市1999年高血压普查结果表明，父母一方是高血压者，子女高血压患病率是无高血压病史家族的1.5倍；父母双方均是高血压者，子女高血压患病率是无高血压病史家族的2～3倍。这个结果与日本的调查结果基本相符。

对父母有高血压、脑卒中、冠心病等病史的儿童来说，从小预防显得格外重要，因为直系亲属是相关患者的儿童，高血压患病率是正常儿童的3倍；肥胖儿童高血压患病率又是正常儿童的4倍；有高血压家族史，同时肥胖的儿童，其高血压患病率约为正常儿童的12倍。如果再加上不爱运动、嗜咸，患病率将进一步增高。因此儿童期是我们面对高血压病的第一关，不把好这一关，小学时就很可能患上高血压病。第二关就是中年的风险快速升高期，男性以30～39岁风险升高最快，女性则以40～49岁风险升高最快。这个时期的人群，生活、精神压力普遍大，应当尽量养成健康、规律的生活习惯。第三关是中老年的发病期，这个时期最关键的是要减少触发因素，避开发病诱因，如情绪激动、过度用力、体位突然变化等。

✚ 有"遗传"也未必会发病

大约60%的高血压患者都有高血压病的家族史。据调查，凡是父母一方患高血压的，子女有28.3%的概率患高血压病；父母双方均患高血压的，子女患高血压病的概率高达46%；但是，如果父母都无高血压，子女罹患高血压的概率只有3.1%。所以，高血压病和遗传密切相关，但它只与遗传基因密切相关，并非遗传性疾病。也就是说，如果父母或上辈直系亲属中有高血压患者，那么子女患这种病的概率就会大一些，但不一定会发病，而生活中的一些不良习惯会增加高血压的发病率。

⊕ 吸烟伤身体

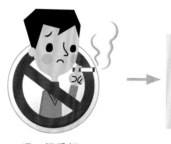

吸一根香烟

→ 香烟中的尼古丁具有使中枢神经和交感神经兴奋的作用。

→ 心脏每分钟的搏动增加 5 ~ 20 次，血管收缩压增加 10 ~ 25 mmHg。

尼古丁的危害

尼古丁会促使肾上腺释放出大量的肾上腺素，令小动脉收缩，从而使血压升高。

尼古丁会刺激血管中的化学感受器，从而可能反射性地引起血压升高的症状。

长期大量吸烟，容易促使高血压患者的大动脉粥样硬化、小动脉内膜逐渐增厚，令吸烟者的动脉血管逐渐硬化。

吸烟会令血液中一氧化碳血红蛋白的含量增加，降低血液的含氧量，导致动脉内膜缺氧，动脉壁内脂的含氧量增加，进而加速动脉粥样硬化的形成。

⊕ 辩证说酒

烈性白酒，更容易诱发高血压。

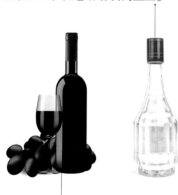

在日常生活中，如果每天喝少量红葡萄酒，对健康是有一定好处的。

和不饮酒的人相比，经常饮酒的人在未来4年内罹患高血压的危险性增加40%。

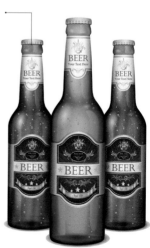

高浓度的酒精会导致动脉硬化，使高血压症状加重。

➕ 测一测，你容易罹患高血压吗

危险因素	得分	记分	危险因素	得分	记分
父母都有高血压	25		每日摄入食盐量少于5 g	0	
父母一方有高血压	15		每日摄入食盐量多于5 g	每增加2 g加5分	
父母均无高血压	0		男性（女性）实际体重减标准体重	每超10 kg加2分	
年龄40岁以上	每增加1岁加0.5		每天运动1小时	0	
年龄在40岁以下	0		一周都不做运动	以周为单位，有1天不运动就加1分	
你是男性	5		精神总是高度紧张	2	
你是女性	0		抽烟	2	
生活不规律	1		饮酒	2	
计算总分（ ）：总分越高，罹患高血压的风险越高					

注：男性标准体重（kg）为身高（cm）减105；女性标准体重（kg）为身高（cm）减110

➕ 肥胖、高盐，是否如影随形

在25～40岁的人群中，正常体重的人罹患高血压的概率是11.3%，肥胖人士的患病率是44.5%；在40～60岁的人群中，正常体重的人患高血压的概率是29.1%，肥胖人士的患病率是54.1%。60岁以上的人群中，正常体重的人，患高血压的概率是54.2%，肥胖人士的患病率是72.1%

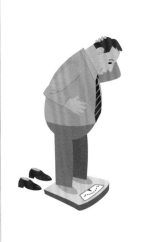

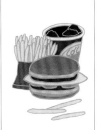

日常饮食中摄入钠盐量多的人，罹患高血压病的概率也比较高。因为高钠会令血压升高

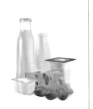

高钙和高钾饮食有助于降低高血压病的发病率

高血压的"N宗罪"

根据高血压发病的缓急和病程，可以分为缓进型高血压和急进型高血压。高血压病患者早期通常没有明显症状，因此很容易被患者忽视。它看似是一种独立的疾病，实际上是引发心脑血管和肾脏病变的危险因素。

✚ 高血压的征兆

高血压病的临床表现，往往因人、因病而异。某些患者起初可能没有任何症状，有些则很像神经症，如不测量血压很容易造成误诊。特别要注意的是，患者的症状严重程度并不一定与血压的高低成正比。有些患者血压不太高，症状却很多；而另一些患者虽然血压很高，症状却不明显。大多数早期高血压患者可能没有任何症状。患了高血压病有无症状取决于血压的水平、内脏器官有无损伤及个体的耐受性。如果在精神紧张、情绪激动或劳累后出现头晕、头痛、眼花、耳鸣、失眠、乏力或注意力不集中等症状，就应该及时检测一下血压情况。

✚ 无明显症状更需注意

同样是高血压患者，不同的人症状也不尽相同。多数高血压患者会出现我们前面提到的一些症状，但是另外一些高血压患者，由于高血压损伤血管和靶器官是一个较为长期的慢性过程，在各器官的功能处于代偿期或损伤尚未达到一定程度时，就不会出现不适症状。患者自己毫无感觉，甚至不知道自己已患有高血压，直到各器官的病变到了失代偿期或达到了一定程度，如出现冠心病、心肌梗死、一过性脑缺血或发生肾功能损害时，才发现有高血压病，并且开始治疗。然而，这时高血压对机体造成的很多病理性损伤已经不可逆转了。

✚ 高血压会损伤肾脏

肾脏是人体重要的代谢器官，血液经肾小球滤过，再经肾小球选择性重吸收后形成尿液排出体外。临床上有许多疾病可造成对肾脏的损害，如高血压、细菌性炎症、免疫系统疾病（系统性红斑狼疮等）。血压升高时，肾小球滤过能力和肾小球重吸收能力下降，患者会出现蛋白尿、血尿、水肿等一系列症状。随着病情的发展，最后出现肾功能不全（氮质血症）、肾功能衰竭，只能靠透析或肾移植才能延长患者的生命。总之，高血压可引起肾脏的动脉硬化，从而导致肾功能损伤，而肾脏功能损伤又会进一步加重高血压病。

高血压病发后会危及心脏、大脑、肾脏等人体重要器官，患者如果不能及时发现并加以注意、治疗，很容易延误最佳治疗时机甚至危及生命。

慢性肾功能衰竭

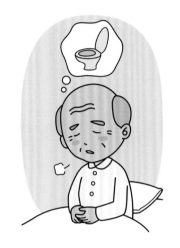

血管内的血液长期处于高压状态。

↓

肾脏小动脉硬化。

↓

肾脏结构和功能受到损害，同时，肾脏进行自我修复。

↓

血管肾张素II增加。

肾脏组织出现异常重构。

肾脏功能受到破坏并逐渐失去作用。

↑

无序生长的新生细胞和纤维破坏肾单位原有的结构。

➕ 高血压会影响视力

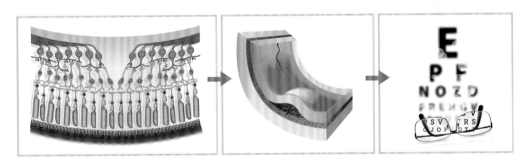

视网膜小动脉出现痉挛、收缩的现象，小动脉血管变细。

视网膜小动脉继续硬化，情况严重者甚至会细若铜丝。

视线模糊，视物不清，还可能出现物体变形的情况。

✛ 高血压会损害认知

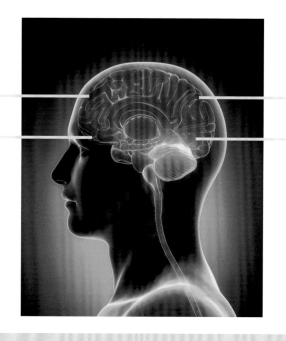

数字计算能力 ———————— ● ● ———————— 概括判断能力

构图能力 ———————— ● ● ———————— 注意力

据研究，高血压有损大脑的认知功能。一般来说，如上图所示几个方面都与个人职业发展有着密切的关系。一些曾经从事相关职业的老年高血压患者基本上都已经离开了工作岗位，所以当他们在这方面的能力开始衰退时，不容易引起重视，即使偶尔发现了，也通常被误以为是一种正常衰退。其实，如果不能及时得到治疗，高血压对大脑造成的损害就会逐渐发展并恶化，甚至引发老年性痴呆，严重影响患者的生活质量。

✛ 谨防心脏问题找上门

冠心病是危害人类健康的主要疾病之一。因多种因素损伤冠状动脉内上皮细胞，造成冠状动脉硬化，进一步导致血管狭窄甚至闭塞，在临床上出现心绞痛及心肌梗死的症状。高血压能直接损伤冠状动脉内上皮细胞，造成脂质沉淀和动脉纤维化及粥样斑块的形成，在临床上出现心绞痛症状。如病变继续发展，斑块破裂，脂质外溢至血管内形成血栓，阻塞血管腔，就会发生心肌梗死。所以高血压是冠心病和心肌梗死背后的巨大推手。此外，当血压升高时，血液循环阻力增加，心脏必须加倍工作，心肌细胞相应肥大，间质纤维增生，久而久之形成左心室肥厚，引起各种类型的结构变化和功能失常，最终出现心力衰竭。

高血压性心脏病

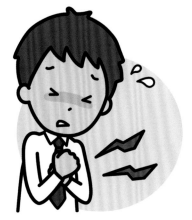

心脏长期处于高负荷的工作状态中。

左心室壁日益增厚。

心脏的正常结构和功能逐渐受到损害。

心脏的舒张功能下降。

血液流量不能正常进入心腔。

心脏的收缩能力下降。

充血性心力衰竭。

供血量减少。

✚ 警惕脑血管病变

高血压所致的血管损害多表现为脑卒中。临床上脑卒中主要包括：脑出血、脑梗死和短暂性脑缺血发作（TIA）等。凡是能引起血压急剧波动或脑部血液供应变化的各种原因，都可能成为脑卒中的诱因。劳累过度、情绪激动、饮食不节、用力过猛、过量运动等导致的脑卒中几乎都与血压波动和动脉硬化有关。常见症状有肢体僵化、运动障碍及思维语言障碍，如麻木、偏瘫、复视、失语、记忆力减退等。

✚ 小心动脉硬化低龄化

许多临床和病理研究都表明，动脉粥样硬化是一种根植于青少年、发展于中青年、发病于中老年的慢性全身性病理过程。临床上，冠心病、脑卒中的所谓"突发"是动脉粥样硬化病变"水到渠成"的必然结果，而并非无中生有的"突发"。此时，动脉粥样硬化早已是全身性多处病变了，而且动脉的狭窄程度至少已经是50%狭窄，一般为75%～90%的狭窄，有的则为完全闭塞。也就是说，只要出现了临床症状，不论症状轻重，动脉粥样硬化已经进入了中、重度病变了。有研究发现：在平均年龄为27岁的心脑血管疾病死亡者中，77%已经有动脉硬化的表现，可见病变确实植根于青少年。

病因治疗和综合治疗

遵循科学的治疗原则

高血压的治疗包括药物治疗和非药物治疗两种方法，只要患者能够坚持科学治疗，并遵循病因治疗、综合治疗的原则，就能够在避免治疗副作用产生的同时，促使血压平稳降到正常水平，重新拥有健康。

➕ 坚持正确的治疗原则

高血压病的治疗是积极使用降压药物的治疗，也是饮食（如限盐）减肥、锻炼的联合治疗。因此，治疗主要从健康的生活方式和药物治疗两个方面进行。健康的饮食和生活方式主要是指限制食盐的摄入、合理膳食、戒烟戒酒、减肥等。对于轻度高血压患者，特别是有脑卒中、心肌梗死家族史，又尚未出现靶器官损害的高血压患者，坚持健康的饮食习惯和生活方式就可能达到逐渐康复的目的。

➕ 科学应对，调养疾病

要达到"与疾病和谐相处，健康快乐一百岁"的目的，患者自己的积极参与和正确抉择是决定性因素。正如2500年前古希腊名医希波克拉底所指出的那样："患者的本能就是患者的医生，而医生是帮助本能的。"但是，这并不是说自己可以胡乱做主张，而是要相信科学，摄取营养均衡的食物，合理用好药物，进行恰到好处的运动按摩和理疗，养心安神、清心延年。

➕ 均衡的营养是健康的物质基础

身体所获得的营养均衡，人体才能井然有序地进行正常的生理活动，才能维护好我们的健康。其实，饮食营养均衡非常重要，不同的营养就如同一颗颗螺丝钉和螺丝帽，巩固着我们的健康，身体摄取的营养足够全面、均衡，人体细胞才能正常运作，脏器才能健康，我们才能充满活力。

➕ 治疗要及时、对症

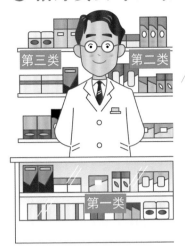

不能过于迷恋降压药

如果患者遇到血压水平极高，可是服降压药后效果极差，或者患者在30岁前就出现了高血压，或者患者有相关病史等情况，就不宜盲目服用降压药，而应该去医院做进一步的检查，明确病因，对症施治。

首先需要对嗜铬细胞瘤进行治疗，如果细胞瘤属于良性，那么，只要手术切除了细胞肿瘤，根除了病灶，血压自然就能得到有效控制。

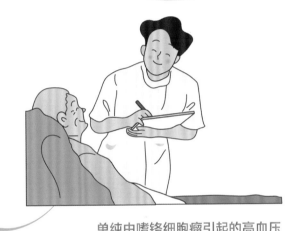

单纯由嗜铬细胞瘤引起的高血压

➕ 中医调节血压

按摩法
利用中医推拿手法刺激相关穴位以达到调节血压的目的

拔罐法
通过对某些穴位的较为强烈的刺激来使得血压趋于平稳

艾灸法
利用艾条、艾炷等工具，灸治相关穴位，达到调理五脏、调节血压的目的

足疗法
中药浴足有助于调节血压，对伴有失眠、脚膝疼痛等症状的轻、中度高血压患者有一定功效

中医认为，高血压是人体阴阳失调的结果。中医的治疗原则是调理脏腑功能，恢复阴阳平衡，调理方法有按摩法、拔罐法、艾灸法、足疗法、刮痧法等。另外，中医典籍中还流传下来许多调理高血压的食疗偏方，如银耳炖灵芝、醋泡花生米等。

降压用药须谨慎

在日常生活中，许多高血压患者因为缺乏服药常识和良好的服药习惯，步入服药的误区，结果不但降低疗效，甚至还伤害身体。

✚ 高血压用药避盲区

目前降压药已有 6 大类 100 多种，其中许多是卓有成效的优秀药物。有确切证据证明，很多药物具有疗效显著、降压平稳、服用简单、副作用少的特点，高血压患者合理用药，可显著减少心血管疾病的发生。但目前情况是：第一，合理用药者不多，有些患者认为自己病情轻，既不进行专业调理也不服药；有些患者怕病情发展乱服药，发生药物副作用又停药，这造成高血压病患者服药率低的状况。第二，专业治疗太晚，因为很多高血压患者认为轻度高血压不治疗也有可能痊愈，因此抱着侥幸的心理，忽略已经患病的事实，没有及时进行治疗。第三，治疗不合理，药物配伍使用不合理，导致有效的药物未能发挥良好的作用。

✚ 认识"首剂综合征"和"停药综合征"

一些患者在初次服用某种降压药时，由于机体不适应，可能产生心慌、晕厥等不良反应，这种情况称为首剂综合征。因此像哌唑嗪这类容易引起首剂综合征的降压药，患者在刚开始服用时，剂量不宜太多，服用常用量的 1/3 即可，机体适应后再逐渐增加剂量。患者在服药过程中不宜擅自停药，即使血压降到了正常值，也要坚持服药，否则很容易引起停药综合征，即血压在短暂平稳后迅速反弹回升，甚至回到治疗前的水平，这容易诱发心、脑、肾的各类并发症。因此，患者在血压得到有效控制且降到正常水平之后，应该在医生的指导下，逐渐减少药物种类和剂量，不要随意自行停止服药。

✚ 降压药应谨遵医嘱，坚持服用

除了很少数的早期轻型高血压外，大多数的高血压是终身性的，因此需要长期或终身服药。如果血压正常就停药，同时停止专业的养生护理，多数人或早或晚将还会患上高血压病。正确的方法是在血压得到有效控制并稳定至少 1 年后，听从医生的指导，在坚持专业养生护理的同时，逐步谨慎地减少药物的剂量和种类。

✚ 避免过快降压

对于常规用药控制不满意的高血压病，早期使用静脉注射药物或增多、增大降压药物剂量快速降压行吗？明确回答是：不行。人的血液循环系统自人出生以来就维持一定的血压，这是人生存所必需的。当患高血压病时，脏器的血液循环状态发生了改变并适应了高血压状态，一旦有一两天血压降低，就可能导致脏器功能受损。尤其肾脏对低血压十分敏感，肾功能不全的人降压更要慎重一些。另外，长期重度高血压的患者如果快速降压，特别是当血压很快就降到目标血压时，一些器官对血压的改变顺应性（适应性）低，人往往感觉疲劳、乏力、精神差、全身发冷等。

➕ 正确选择复方降压药

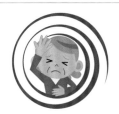

噻嗪类利尿剂有比较显著的降低收缩压的效果，适合老年单纯收缩期高血压的患者或有心衰表现的患者服用，但在服用过程中要注意避免血钾过低。

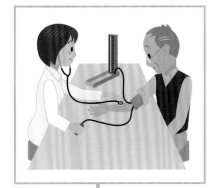

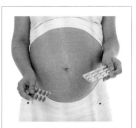

含有血管紧张素转化酶抑制剂（ACEI）、血管紧张素受体阻断剂（ARB）类的药物适合应用于患有糖尿病、心力衰竭、心肌梗死等病症的患者。此类药物切不可用于孕妇。

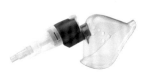

β受体阻滞剂常适用于高血压伴心绞痛、心律失常、青光眼和怀孕的患者，切不可用于哮喘患者。

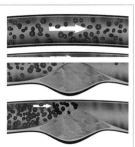

含有长效钙通道阻滞剂（CCB）的药物具有较好的防止脑卒中、血管性痴呆和抗动脉粥样硬化的作用，其对电解质代谢并无十分明显的影响。

了解药物成分　　　确认自身病情　　　咨询专业医生

此外，患有溃疡性疾病和精神抑郁症的患者，就不宜选用含有利血平成分的复方降压片、新降片，因为利血平能增加人体的胃酸分泌，加重溃疡和精神抑郁的症状。有肾脏疾病或动脉硬化的高血压患者，可以选择安速降压片、珍菊降压片，因为这两种药物有助于扩张血管、增加肾血流量。

低血压分生理性和病理性两大类

容易被人忽视的低血压

低血压是指血压降低引起的一系列症状，如头晕、晕厥、恶心、呕吐等。无论出于什么原因，只要血压低于 90/60 mmHg，那么就属于低血压。

➕ 低血压的症状及危害

轻微低血压的主要症状表现为头晕、头痛、食欲不振、易疲劳、脸色苍白、消化不良、容易晕车晕船等。如果病情较严重，患者还可能出现直立性眩晕、四肢冰冷、心悸、呼吸困难、发音含糊，甚至昏厥。这是由于患者的血压下降，导致了血液循环缓慢，远端毛细血管缺血，并影响了组织细胞氧气和营养的供应，以及二氧化碳和代谢废物的排泄，甚至会影响大脑和心脏的血液供应。如果患者长期处于低血压状态，就会严重损害其机体功能，致使听力、视力下降，诱发或加重阿尔茨海默病，容易导致头晕、昏厥、跌倒、骨折，还会经常感到乏力、疲惫、抑郁等。

➕ 低血压可预防

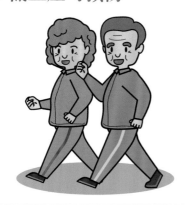

养成运动的好习惯，保持乐观开朗的心境，心胸开阔，不计较小事得失。

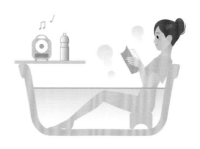

洗澡入浴的时间不宜过长，注意防止因为体位突然改变而晕倒。

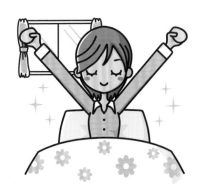

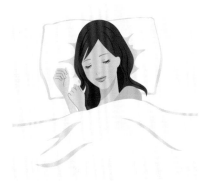

清晨起床前，最好先在床上活动四肢，再缓慢起来，而不要猛然从床上起身，以防大脑短暂性缺血。

晚上睡觉时把头部垫高，有助于预防低血压。

➕ 低血压吃什么

易消化、高蛋白食物	健神补脑食物	补血益气食物	高钠和高胆固醇食物
鸡蛋、鱼肉、乳酪、牛奶	桂圆、莲子、大枣	肝脏、鱼类、奶类、蛋类、豆类	蛋黄、奶油、鱼子

调理高血压，从健康生活习惯开始

高血压患者如果开展自我保健，合理管理疾病，就会有助于平稳血压，减少各类并发症的发生。

➕ 好心态益健康

对患者来说，要想战胜疾病，最重要的莫过于拥有良好的心态。良好的心态有助于保持情绪平稳。情绪平稳的人，往往能够正确面对疾病，积极治疗疾病，控制疾病发展，延缓疾病进程，并最终战胜疾病，重获健康。这就要求患者在日常生活中尽量保持良好的心态，遇到喜事不宜过于激动，遇到伤心事不宜过度悲伤，学会克制情绪，避免情绪大起大落，既正确对待自己，也正确对待别人。多交朋友，多参加社会活动，培养兴趣爱好，如读书、看报、钓鱼、养花等，都有助于保持良好的心态。

➕ 合理饮食最养生

改变不合理的饮食习惯和结构，通过饮食调理血压。首先要求患者减少每日钠盐的摄入量。每日摄入的食盐不要超过 6 g，这样能避免对人体产生不良影响。在烹饪过程中，除了食盐，酱油的用量也要尽量减少，因为每 10 g 酱油中就含有 1.5 g 左右的钠盐。其次，饮食结构要合理，膳食营养要均衡。五谷杂粮、蔬菜水果、豆类和豆制品、乳类和乳制品、肉类、蛋类、鱼类等都要适当摄取，食物种类要做到合理搭配。最后，每天的食用油最好控制在 25 g 左右，而且尽量选择饱和脂肪酸含量少的植物油，少用或不用动物油。

➕ 坚持健康的生活方式

健康生活方式的关键是专业、适时、适度。过分小心与放纵，两个极端都是错误的。合理膳食即平衡和适度的膳食，运动也要适度。心理平衡也是兴奋与抑制适度。总之，健康生活方式的本质是在标准框架内的适度。作为一名高血压疾病患者，更应该以适度为准绳，追求一种健康的生活方式。

➕ 控制体重莫忽视

身体质量指数（BMI）=体重（kg）/ [身高（m）] ^{2}

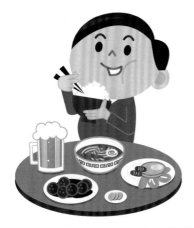

当身体质量指数的数值在20~24时，体重是合理的。如果身体质量指数的数值等于或者大于25，就属于超重；如果身体质量指数的数值大于30，那么就必须减肥了。

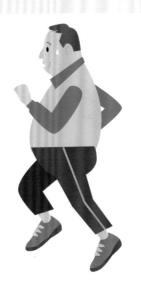

第一，控制身体对饮食热量的摄入量，少吃脂肪含量高的食物，尽量不吃零食和糖果，控制主食的摄入量。

第二，适当增加体力活动和体育运动，增加身体热量的消耗。像快走、散步、慢跑、健身操、游泳、登山、打太极拳、骑自行车等有氧运动，都有消脂瘦身的效果。

➕ 生活"小偏方"，帮你预防高血压

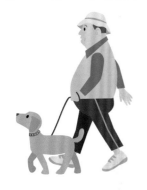

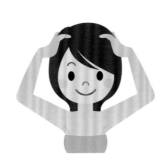

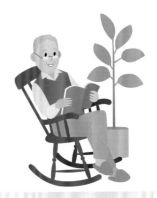

每天花5分钟的时间，与喜欢的人、喜欢的宠物，或者是喜欢的玩具待在一起，能够减少忧虑，有助于降血压。

手掌并拢，从上到下轻轻摩擦头皮，弯曲手指，用食指和拇指交叉摩擦几次，最后双掌并拢再轻柔几下，长期坚持，能帮助控制和降低血压。

每天用10分钟，伴随音乐歌唱，赞美熟悉的事物，有助于降血压。

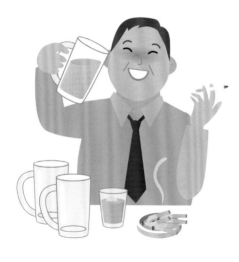

➕ 饮酒要有度

酒对高血压患者来说，既有害又有益。经常饮酒，特别是每天饮酒超过 60 mL，可使人的血压升高。但是适量饮酒也可使血压降低，因为适量的酒精有扩张血管的作用，从而使血压降低。另外，如果是在轻松的环境下饮酒，可以使人心情愉快，精神放松，消除疲劳，此时，适量的酒精可使血压下降。饮酒与心脑血管疾病的关系一直广受关注。越来越多的研究表明，大量饮高度酒会明显增加心脑血管疾病的患病率。而适量的饮酒，不仅没有增加心肌梗死的发生率，反而使之降低了。这是因为小剂量地饮酒，尤其是葡萄酒，可以软化血管，减轻身体的应激反应，减少心肌耗氧，从而减少疾病的发生。据研究，适量的饮酒还可以增加人体内血清高密度脂蛋白的含量。

在国外，少量饮酒指一个人每日的酒精摄入量应少于 30 g，国内则一般不超过 15 g。按这个标准，每日饮用啤酒不应多于 300 mL，葡萄酒、黄酒在 100 mL 以内，60 度白酒不应超过 25 mL。女性和体重较轻者的摄入量，啤酒应少于 250 mL，白酒应少于 15 mL。

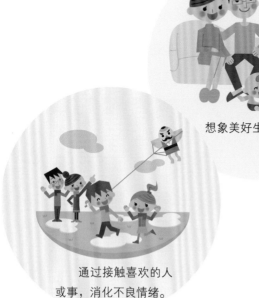

想象美好生活，转忧为喜。

通过接触喜欢的人或事，消化不良情绪。

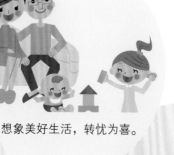

把不良情绪发泄出来，减轻心理压力。

第二章

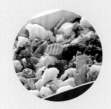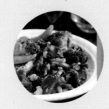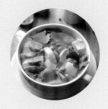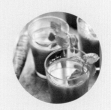

饮食调理降血压

　　原发性高血压往往是由不良的生活方式导致的，如日常饮食不合理，过量摄取高脂肪、高胆固醇食物，这使得大量脂肪及胆固醇进入血液，并在血管壁上日益沉积，令血管壁增厚、管腔变窄，从而引起血压升高。另外，过量摄入高盐食物使体内钠盐含量增多，水分减少，也会引起血压上升。只有合理饮食，远离高盐、高胆固醇、高脂肪食物，才能有效地控制血压。

少盐、均衡、限制热量

饮食调养三原则

高血压发病人群有几个明显的特点：一是脑力劳动者居多；二是饮食中长期摄入过多盐分者较多；三是有烟、酒嗜好者较多；四是体重超重者较多。从这些高发人群的特征中我们可以了解到，遵循科学饮食原则是治疗高血压的前提条件。

➕ 健康有风险，食盐需谨慎

一般来说，每人每天食盐摄入量不应超过 6 g，如果摄入食盐过多，即可能导致高血压。对于高血压患者来说，每天的食盐应在 6 g 以下，其中包括使用的调味品、佐料、半成品等全部含盐量的总和。如果能够将每人每天的食盐严格限制在 6 g 以下，大多数轻度高血压患者的血压有很大可能会降至正常。有的人担心一天 6 g 食盐太少，不足以维持每天的生理需要。其实，世界公认的健康标准，每人每天的食盐摄入量为 5 g。

➕ 营养摄入需均衡

高血压患者每日的营养摄入要均衡，多吃谷薯类食物，如小麦、燕麦、荞麦、番薯等，它们富含膳食纤维，能够促进胃肠蠕动，帮助降低胆固醇。患者还应多吃新鲜蔬果。蔬果富含各类维生素，有助于改善心肌功能，促进血液循环，预防高血压发病。另外，乳制品、豆制品和海产品等高钙食物，也有保护血管和稳定血压的作用。

➕ 高热量饮食最易引发疾病

高血压患者应控制摄入的食物热量。举例来说，每日摄入的脂肪量不宜超过 50 g，同时还要尽量选择富含不饱和脂肪酸的肉类，这样才有助于减少动脉硬化的发生率，增加微血管弹性，防止血管破裂，预防高血压并发症。动物内脏、肥肉、鱼子、蛋黄、墨鱼等富含胆固醇的食物，过量摄入也可能引起高脂血症，加重高血压病情。高糖食物也要尽量少食，以防血脂和血糖升高，引起血压异常波动。

♥ 养生这样吃

多食用新鲜蔬菜，用其他调味品替代食盐

● 新鲜的蔬菜味道鲜美，有的可以直接生吃。在烹调的时候可以尽量少放盐，保留食材原有味道。在使用调味品的时候，可多使用醋、辣椒、紫菜、香油等，以替代食盐的使用。

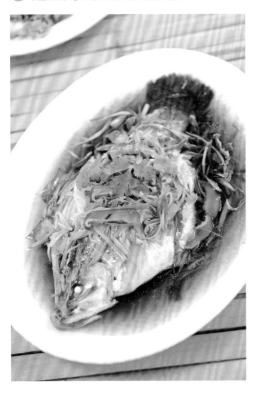

清蒸鲈鱼

材料

鲈鱼1条，香菜100 g，葱10 g，生姜10 g，香菇片、彩椒丝各适量，米酒30 mL，食盐5 g，胡椒粉5 g。

做法

❶ 葱和生姜洗净，葱切段，生姜切丝备用；香菜洗净切末备用。

❷ 鲈鱼处理干净，放入食盐、米酒、胡椒粉、葱段、姜丝拌匀，腌5分钟。

❸ 鲈鱼装入盘中，撒入洗净的香菇片和彩椒丝，沸水上锅蒸10分钟，撒上香菜。

功效

本菜富含蛋白质、钙、镁、锌、硒等矿物质和微量元素，有补肝肾、益脾胃的功效。

绿茶核桃仁

材料

核桃仁250 g，食用油10 mL，绿茶20 g。

做法

❶ 核桃仁用温水浸泡10分钟后去皮，沥水备用。

❷ 炒锅倒油烧至四成热时，放入核桃仁翻炒，再捞出控油，摆盘。

❸ 绿茶用开水泡开，捞出后沥干水，撒在核桃仁上即可。

功效

这道小吃清新爽口，有健胃、补血、润肺、养神的功效，尤其对脑神经有很好的保健作用。

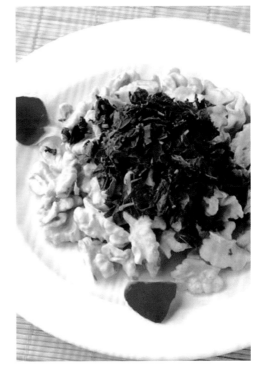

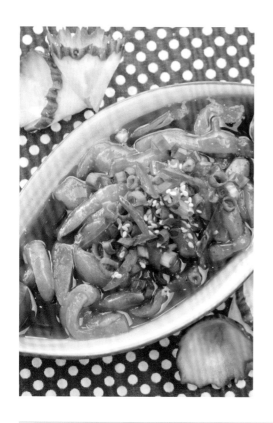

凉拌魔芋丝

材料

　　魔芋块200 g，彩椒1个，酱油5 mL，辣椒油5 mL，白醋6 mL，葱花、白芝麻各适量。

做法

　　❶ 魔芋块洗净后切丝，放沸水中焯熟备用。

　　❷ 彩椒洗净切丝，加适量白醋抓拌一下，再用凉开水冲净，沥水备用。

　　❸ 把魔芋丝、彩椒丝放进碗中，倒入酱油、辣椒油拌匀，撒入葱花和白芝麻即可。

功效

　　本菜富含膳食纤维，具有活血化瘀、清热解毒的功效。

酸辣藕丁

材料

　　莲藕500 g，干红辣椒10 g，青蒜适量，白醋8 mL，鸡精、食盐各3 g，青蒜5 g，食用油6 mL。

做法

　　❶ 莲藕洗净切丁，加白醋和水，泡5分钟后沥水备用；红辣椒剪小段备用；青蒜洗净，切末。

　　❷ 炒锅倒入食用油烧热，放入辣椒炒香。

　　❸ 倒入藕丁直至炒熟，调入食盐、鸡精，撒上青蒜末即可。

功效

　　莲藕富含植物蛋白、铁、钙、维生素等，有清热解渴、润肺化痰的作用。

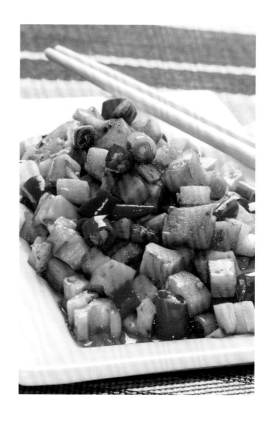

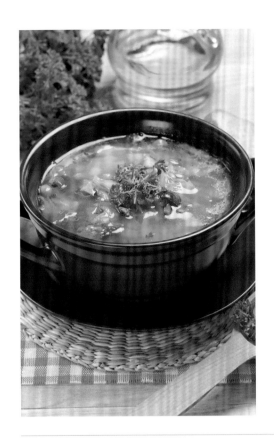

胡萝卜牛腩汤

材料

牛腩 300 g，胡萝卜 150 g，姜片 2 片，白菜适量，食盐 3 g，白胡椒粉 1 g，干红辣椒 3 g，欧芹 1 g。

做法

❶ 胡萝卜去皮洗净，切薄片；白菜洗净，切小块；欧芹洗净备用；干红辣椒洗净，切块备用；牛腩洗净，切块后焯水。

❷ 砂锅中倒入温水，放入牛肉、姜片、干红辣椒，烧沸后改小火煮 2 小时，放入胡萝卜和白菜，煮 20 分钟，调入食盐、白胡椒粉，以欧芹点缀即可。

功效

牛腩补脾胃、益气血、强筋骨、消水肿，与胡萝卜搭配食用，有助于健脾开胃、消食去积。

清蒸菜丸子

材料

玉米面 50 g，面粉 50 g，菠菜 300 g，姜汁、醋各 6 mL，大蒜 5 g，食盐 3 g。

做法

❶ 大蒜捣成蒜泥，与姜汁、醋、食盐一起放入小碗，倒入少许凉开水拌成调味汁；菠菜洗净切碎，反复揉搓出菜汁。

❷ 把玉米面和面粉放入菜汁中，倒入调味汁，搓成大小均匀的菜丸子。

❸ 菜丸子摆入盘内，放入蒸锅，沸水蒸 15 分钟即可。

功效

本道菜富含维生素 C、膳食纤维及多种矿物质，有清热降火、通利肠胃的功效。

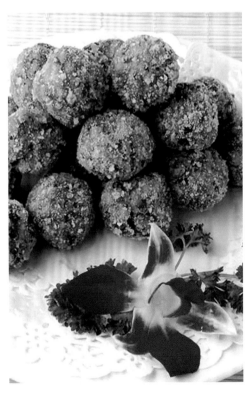

摄取钠元素要适量

钠是一种微量元素，对维持人体内的酸碱平衡起着十分重要的作用。人体对钠元素的吸收主要来源于食物。正常情况下，钠并不会蓄积在体内，但是当人过量摄入钠时则有可能会对身体造成一定的危害，容易出现血压升高、水肿等症状。

⊕ 人体必需的微量元素

钠是人体内重要的无机盐成分，主要存于细胞外液和骨骼中，参与水分代谢，帮助调节人体内部的水分和渗透压，维持人体内酸碱平衡。另外，钠也是人体胰腺液、胆汁、汗液及泪水的重要组成成分。无论是人体肌肉运动，还是能量代谢，都离不开钠的参与。所以，适量的钠有助于维持心血管和血压的正常功能。如果人体缺钠，则可能出现疲倦、晕厥、恶心、呕吐、血压下降等症状。

⊕ 体内钠过量，健康受影响

首先，钠的摄入量过多，人体必会相应减少对钙的吸收量，并增加尿钙排泄，从而易引起缺钙，不利于骨骼健康。其次，老人过多摄入钠元素，容易引发水肿，体内的血容量、血压和心跳频率也会随之升高，并易导致高血压和脑卒中。成年人每天摄入的钠若超过 8 g，血压会有明显上升的现象，胃癌、食管癌等恶性肿瘤的发病率也会显著提高。婴幼儿过量摄入钠，严重者可能出现肾衰竭。

⊕ 高钠食物数过来

钠元素普遍存在于各种食物中。一般来说，钠在动物性食品中的含量要高于在植物性食品中的含量。人体摄入钠的主要途径是进食食盐、酱油及各种腌制品、烟熏食物、咸菜、咸味休闲食品等，如肉松、松花蛋、火腿、咸肉、罐头等。发酵类食物的含钠量也较高，这是由于发酵类面食中普遍放食用碱，而食用碱的主要成分是碳酸氢钠或碳酸钠。另外，味精的主要成分是谷氨酸钠，所以对高血压患者来说，味精也要尽量少食。

♥ 养生这样吃

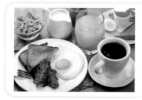

自己掌握盐量，集中使用食盐
● 外卖的食物或饭店的食物含盐量不容易控制，特别是那些偏咸的菜肴，实在让人取舍两难。因此，建议尽量自己做菜，这样不仅可以减少食盐量，还可吃到自己喜欢的食物。

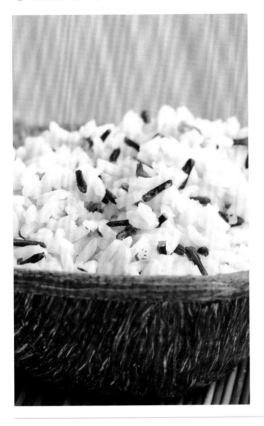

海苔糙米饭

材料

糙米 200 g，海苔 100 g，食盐 1 g，橄榄油 2 mL。

做法

① 糙米提前 8 小时洗干净，并用清水浸泡。

② 海苔切碎备用。

③ 把泡好的糙米放进电饭锅中，加适量水煮熟。

④ 炒锅中倒入橄榄油烧热，把煮熟的糙米饭倒入锅中迅速翻炒至米粒松散，放入海苔，调入盐，翻炒均匀后盛出即可。

功效

糙米和海苔含有多种维生素、矿物质，并有丰富的膳食纤维，适合高血压患者食用。

什锦鲫鱼丁

材料

鲫鱼肉 300 g，玉米粒、花生仁各 30 g，莴笋 20 g，胡萝卜 40 g，食用油 6 mL，食盐、鸡精各 3 g。

做法

① 玉米粒洗净并浸泡；鲫鱼肉洗净切丁；花生仁洗净；胡萝卜、莴笋分别削皮，洗净切丁。

② 炒锅倒油烧热，放入鱼肉滑炒至熟后盛入盘中。另起锅，倒少量油烧热，放入玉米粒、胡萝卜、莴笋、花生仁，翻炒至熟，最后放鱼肉丁炒匀，调入食盐、鸡精即可。

功效

这道菜富含优质蛋白，有平肝补肾、益气养血的功效。

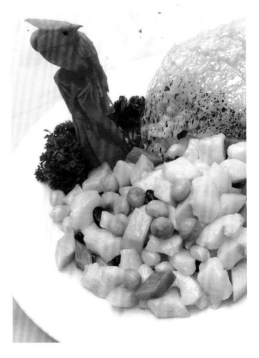

有效调节高血压的营养素

对于高血压患者来说，钾、钙及牛磺酸有预防及调节高血压的效果。进行饮食调理时要拒绝过量的油和盐，通过食用高纤维食物，如新鲜蔬菜和水果等，来为身体补充天然营养元素。

➕ 膳食纤维来助阵

大家都知道蔬菜中膳食纤维的含量高。膳食纤维包括纤维素、半纤维素、胶质等多种物质。膳食纤维可在肠道中吸附胆汁酸或将其排出体外。胆汁酸是由胆囊分泌的、消化脂肪的物质。膳食纤维能阻止胆汁酸的再吸收以减少胆汁酸，而减少胆汁酸就能阻止脂肪分解后再合成胆固醇，从而起到降低胆固醇的作用。动物实验证实，由于摄入大量的膳食纤维，肠道内的废弃物可随着膳食纤维一起被排出体外，从而实现清肠的目的。

➕ 多补钾，利血压

富含钾的食物有助于平稳血压。现代医学研究表明，人体内钾元素含量的多寡和血压高低有很大关系。这是因为高血压患者动脉壁普遍增厚，而适量摄入钾，有助于缓解这一现象。尤其当患者持续服用利尿剂、降压药后，很容易出现低钾症状，此时更需要补充钾。补钾食材可以选择小白菜、油菜、黄瓜、西红柿、土豆、柑橘、香蕉、桃、葡萄干等，这些食材都含有丰富的钾。

➕ 优质蛋白，健康保血管

蛋白质是保持机体健康的重要物质基础，不可忽视。标准体重的成人每日所必需的蛋白质为每千克体重 1 ~ 1.2 g，相当于 3 ~ 4 份高蛋白食品，其中动物蛋白与植物蛋白应各占一半，而理想的动物蛋白又应是鱼类与肉类各占一半。1 份高蛋白食品相当于：50 g 瘦肉，或 100 g 豆腐，或 1 个鸡蛋，或 25 g 黄豆，或 100 g 鸡、鸭、鹅肉，或 100 g 鱼虾。动物蛋白以鱼虾为好，植物蛋白以豆类为好。

◗ 养生这样吃

● 鱼类的脂肪大部分是由不饱和脂肪酸组成，这种不饱和脂肪酸有降低胆固醇的作用，长期食用，不仅能补充营养，还能防治冠心病。

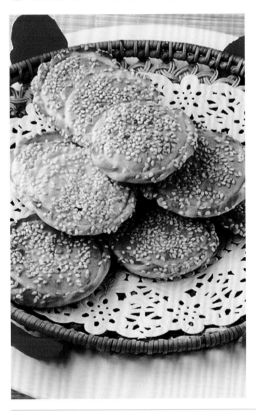

芝麻烧饼

材料

面粉 300 g，酵母 5 g，芝麻酱 50 g，白芝麻 20 g，花生油 30 mL。

做法

❶ 酵母放入面粉中，加适量水，揉成面团等待发酵。

❷ 发酵的面团分成剂子，擀成长方形片，抹上芝麻酱，卷成筒形按扁，再刷上花生油，沾上白芝麻，制成烧饼生坯。把烧饼生坯码入烤盘并放进烤箱，以上下火 170℃烤制 20 分钟左右，至烧饼表面呈金黄色即可。

功效

芝麻烧饼富含碳水化合物，营养丰富，既能补充能量，也具有健脾养胃、补虚养身的功效。

榛子草莓豆浆

材料

黄豆 100 g，草莓 400 g，榛子 15 g，白糖 5 g，淡盐水适量。

做法

❶ 黄豆洗干净，提前 8 小时用清水泡发；草莓放入淡盐水中浸泡 10 分钟后清洗干净，去蒂，切成两半备用。

❷ 榛子剥壳，留出果仁备用。

❸ 把泡好的黄豆、草莓、榛子一同放入全自动豆浆机，搅拌煮熟后调入白糖，拌匀即可。

功效

这款豆浆具有滋阴补虚、益气养血、平稳血压、壮骨强筋的作用。

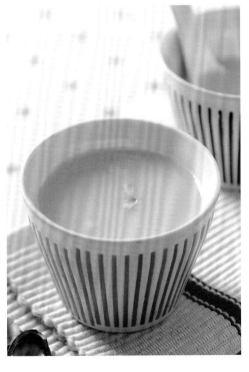

低脂低盐，清淡为要

老年高血压患者怎么吃

老年人罹患高血压的概率较高，其主要原因即在于大多数老年人因味觉功能减退，喜欢吃含盐量较高的食物，认为那样才有滋味。而且随着年龄的增大，老年人的肾脏排钠能力降低，这也导致了老年高血压的多发。

⊕ 老年高血压的表现形式及危害

高血压是老年人的常见疾病，也是导致老年人死亡的主要原因之一。高血压危害着老年人的心脏、大脑、肝肾等器官的健康，也常诱发冠心病和脑血管等疾病。由于老年人大动脉弹性变差，脉压增大，所以半数以上老龄高血压患者的症状表现以收缩压升高为主。另外，脑卒中、心衰、心肌梗死、肾功能不全等在老年高血压患者中也较为常见。

⊕ 疾病小知识：警惕直立性低血压

直立性低血压是由于体位改变导致的脑供血不足。老年高血压患者很容易出现此种情况。症状发生时，患者头晕目眩、站立不稳、视力模糊、软弱无力，严重者甚至可能大小便失禁。因此，老年高血压患者在日常生活中要注意一些生活细节，如进餐后不要立即起立或进行体力活动，避免长时间站立等。

⊕ 来自医师的忠告：利用科学方法降血压

对老年高血压患者而言，科学疗法中的第一步是要坚持服用降压药，第二步是要坚持定时测量血压，尤其是那些血压不稳定的患者，每天应测量 2 ~ 3 次血压，观察早中晚的血压变化，避免因血压突然升高而导致意外发生。

♡ 养生这样吃

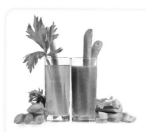

- 在日常饮食中少食高糖、高盐类食物，避免过度饮酒，同时必须戒烟。
- 肥胖患者首先需要减肥，除了需要控制饮食外，还要坚持每天进行适量的运动，如散步、打乒乓球等。
- 用决明子泡水代茶饮，有助于稳定血压。

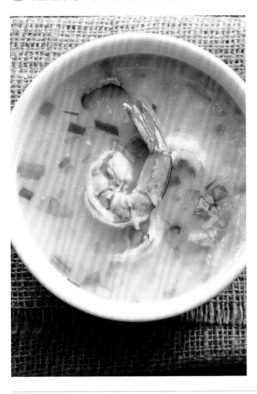

皮蛋虾粥

材料

粳米 100 g，虾 50 g，皮蛋 1 个，姜丝、葱花各 5 g，食盐 3 g，香油 3 mL。

做法

❶ 粳米洗净，浸泡 30 分钟，放入粥锅，加水煮成粥；虾洗净，去头和肠泥，留尾；皮蛋剥壳切丁。

❷ 将熬好的粥倒入砂锅，放入虾、皮蛋丁、姜丝，继续煮 15 分钟，调入食盐、香油，撒上葱花即可。

功效

这款粥营养丰富，容易消化，有助于调理脾胃，尤其适合老年高血压患者。

扇贝粥

材料

粳米 200 g，扇贝 50 g，食用油 3 mL，食盐 1 g。

做法

❶ 粳米洗净，用清水浸泡 30 分钟后沥水，然后加入食用油、食盐拌匀，再倒入锅中。

❷ 从扇贝中取出贝肉，洗干净，一起放进锅中。

❸ 锅中加清水，大火烧沸后改小火熬至粥熟即可。

功效

扇贝富含蛋白质、维生素、钙、铁、镁、钾等成分，营养丰富。

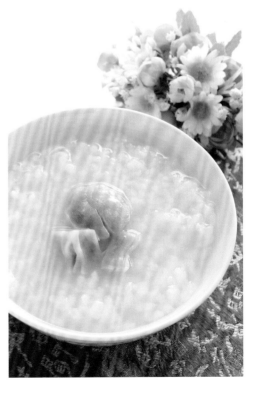

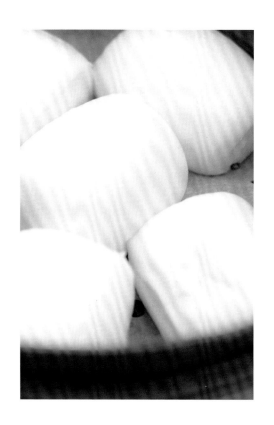

奶黄包

材料

　　面粉 500 g，酵母 5 g，食用油 5 mL，奶油 10 g，牛奶 200 mL，鸡蛋 2 个，白糖 10 g。

做法

　　❶ 酵母用温水溶解后倒入面粉，把面粉揉成面团待其发酵。

　　❷ 鸡蛋磕入碗中，放入牛奶、白糖、食用油、奶油，搅匀成馅液，再蒸熟。

　　❸ 面团发好后分成剂子，用擀面杖擀薄，包入馅料，即成奶黄包，沸水上锅蒸 15 分钟即可。

功效

　　这款点心营养丰富，尤其适合营养不良、久病体虚、气血不足之人食用。

白菜烧肉丸

材料

　　白菜 400 g，猪肉馅 200 g，鸡蛋 2 个，香菇片适量，食用油 5 mL，姜末、葱花各 5 g，五香粉 4 g，食盐 3 g。

做法

　　❶ 白菜洗净切片；鸡蛋搅打成蛋液，加入猪肉馅里，再放入五香粉调味，用手挤成丸子状待用。

　　❷ 葱花、姜末放入油锅爆香，倒入白菜片和洗净的香菇片，炒熟后加适量水，水开之后放入肉丸，以小火煨熟，调入盐至入味，即可出锅。

功效

　　本品清热利尿，适合高血压患者适量食用。

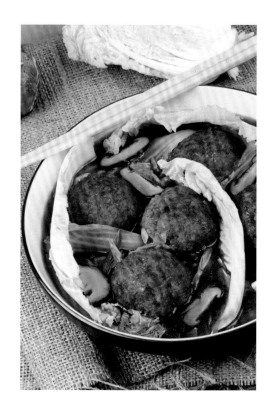

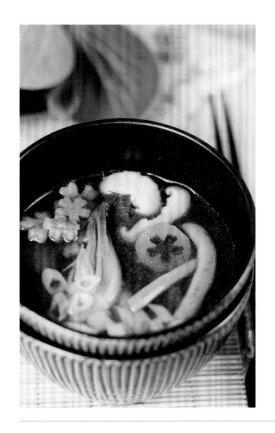

香菇海参汤

材料

水发海参2个，胡萝卜花片20g，水发香菇30g，小油菜、葱花各适量，山茶油5mL，食盐4g，高汤300mL。

做法

❶ 海参和香菇分别洗净切片、焯水并盛入大汤碗中，胡萝卜花片和小油菜分别洗净，焯水后放入大汤碗。

❷ 山茶油放入炒锅，倒入高汤、调入食盐，烧沸后冲入大汤碗，将全部食材烫一下后再倒入锅中烧沸，最后盛出撒上葱花即可。

功效

这款汤营养丰富，适合老年高血压患者食用。

丝瓜炖豆腐

材料

豆腐300g，丝瓜100g，食盐3g，高汤300mL，食用油5mL。

做法

❶ 豆腐切小块，焯一下再捞出过凉沥水；丝瓜刮去外皮后切成滚刀块。

❷ 锅中倒油烧至六七成热，放入丝瓜煸炒至发软，倒入高汤，放入豆腐，大火烧沸后改小火炖10分钟，调入食盐即可。

功效

丝瓜与豆腐同炖，富含营养，在夏季还能够起到清暑解热、通络凉血、化痰利水的作用，本品适合老年高血压患者食用。

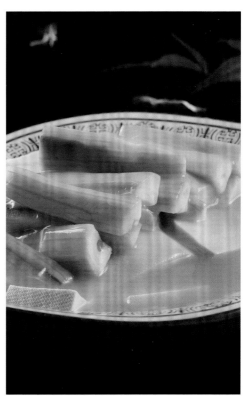

儿童高血压患者怎么吃

儿童高血压患者尤其要注意早期治疗，同时做好保健措施，积极预防各类并发症。肥胖型患儿必须要控制饮食，限制食盐的摄入量，还可以通过多吃新鲜蔬果、少吃动物性脂肪等手段来减轻体重。

⊕ 儿童高血压的表现形式及危害

儿童高血压在早期通常没有明显症状，但是随着血压升高，患儿会出现头痛、头晕、眼花、恶心、呕吐等症状。婴幼儿由于不善表达，则通常表现为烦躁不安、哭闹、过度兴奋、易怒或夜间哭叫等。病情较重的话，当患儿的大脑、心脏、肝肾等器官严重受损时，会出现脑卒中、心力衰竭或尿毒症，甚至死亡。

⊕ 限制食盐量，预防高血压

高盐饮食是引发儿童高血压的重要因素。1 岁以下的儿童饮食中不添加盐，2 ~ 3 岁幼儿，每日的食盐量应少于 2 g；4 ~ 6 岁幼儿，每日食盐量应少于 3 g；7 ~ 10 岁儿童，每日食盐量应少于 4 g；11 岁以上的孩子，每日食盐摄入量亦不可超过 5 g。

⊕ 早预防、早发现、早治疗

对待儿童高血压应做到早预防、早发现、早治疗。坚持带孩子每年体检，测量血压。发现病情后对患儿要采取积极保健措施，预防并发症的发生。肥胖的孩子还要适当节制饮食、控制体重。鼓励孩子积极参加体育运动，培养兴趣爱好，多交朋友，保持乐观向上的生活态度。

♡ 养生这样吃

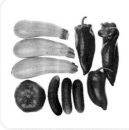

- 控制饮食总热量及食盐量，减少对脂肪和胆固醇的摄入。
- 多吃芹菜、胡萝卜、番茄、荸荠、黄瓜、黑木耳、海带、香蕉、芦笋、香菇、洋葱、绿豆、山楂等适合高血压患者的食物。
- 油炸薯片、三明治、蛋糕、饼干、方便面等快餐食品，尽量少吃或不吃。

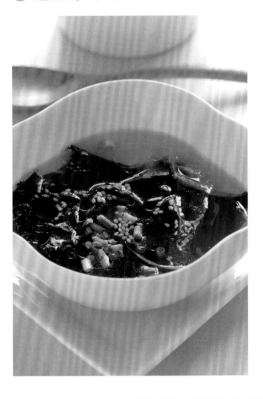

海带汤

材料

海带25g，葱花5g，白芝麻5g，食盐2g。

做法

❶ 海带洗净，切成片状备用。

❷ 往锅里倒适量的清水，待水烧沸后放入海带，小火煮熟后调入食盐，放入葱花和白芝麻即可出锅。

功效

海带所含的多糖能明显增强细胞免疫和体液免疫功能，本品适合儿童高血压患者食用。

鸡蛋韭菜羹

材料

鸡蛋2个，食盐3g，韭菜5g，香油2mL。

做法

❶ 鸡蛋磕入碗中，搅打成蛋液；把适量温开水倒入蛋液中，放入食盐，搅拌均匀；韭菜洗净，切碎，撒入鸡蛋液中，用保鲜膜将装蛋液的碗口密封，放入沸水锅中，中火蒸10分钟。

❷ 在蒸好的蛋羹中倒入香油即可。

功效

鸡蛋富含蛋白质、卵磷脂等营养成分，有助于补虚强身、益智补脑，促进孩子的生长发育。

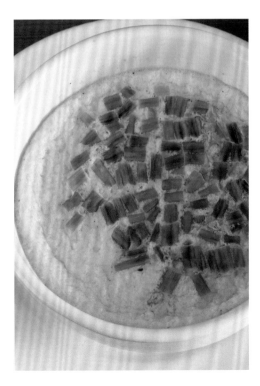

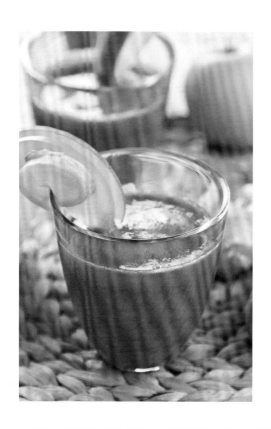

混合果汁

材料

青苹果1个，红苹果1个，胡萝卜1根，香蕉1根。

做法

❶ 红、青苹果削掉外皮，去内核，切成小块。

❷ 香蕉剥皮，然后切成小段。

❸ 胡萝卜削皮，洗干净后切小块。

❹ 把所有材料放进榨汁机，加适量凉开水搅打成汁。

功效

这款饮品富含多种维生素和膳食纤维，有润肠通便的作用，有益于儿童肠道健康。

芒果酸奶

材料

芒果1个，常温酸奶200 mL，薄荷叶适量。

做法

❶ 芒果去皮，去核，洗净后切小块；薄荷叶洗净，备用。

❷ 酸奶倒入碗中，加入芒果块，再放入薄荷叶作装饰即可。

功效

芒果富含维生素A和维生素C，营养价值高。这款甜点有清热解暑、健脾益胃的功效，适合儿童食用。

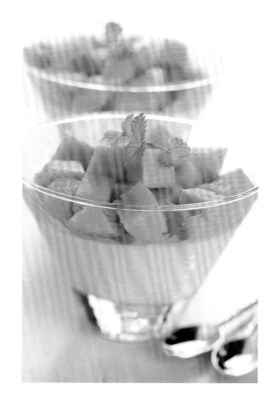

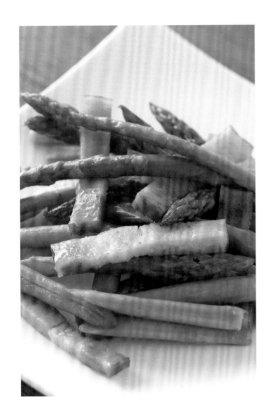

火腿炒芦笋

火腿200 g，芦笋350 g，食盐3 g，四季豆2根，高汤100 mL，食用油5 mL。

做法

❶ 芦笋洗净切小段，放入沸水焯2分钟后捞出过凉沥水；火腿切条备用；四季豆去老筋，洗净备用。

❷ 炒锅中倒油烧热，放入火腿条翻炒片刻，再放入四季豆和高汤，继续焖炒2分钟。

❸ 放入芦笋段炒熟，调入食盐即可。

功效

此菜富含蛋白质和多种矿物质，有健脾开胃、益气生津的功效，适合儿童食用。

鸡汤油菜

材料

小油菜300 g，生姜5 g，鸡汤50 mL，食用油5 mL，食盐3 g。

做法

❶ 小油菜择洗干净后备用；生姜刮去外皮，洗干净后切成姜末。

❷ 炒锅中倒油烧至五成热时，放入姜末炒香，再放入油菜大火焖炒2分钟。

❸ 倒入鸡汤，调入食盐，继续炒至油菜断生即可。

功效

小油菜富含矿物质和膳食纤维。这道菜味道鲜美，口味独特，适合儿童在夏季食用。

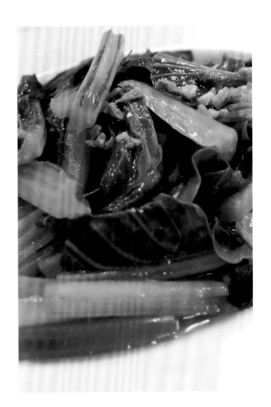

妊娠高血压患者怎么吃

目前医学界对于如何预防妊娠期高血压疾病尚无定论，但适量补充蛋白质是有助于预防妊娠高血压引起的子痫前期发病的。另外还有一些食物，比如鱼油，就富含 ω-3 脂肪酸，孕妇补充此类脂肪酸也能够在一定程度上预防子痫前期发病。

➕ 妊娠高血压的表现形式及危害

妊娠高血压是指女性在妊娠期间首次出现高血压的情况，一般会在生产后 12 周内恢复正常，这是一种较为常见的产科疾病。研究数据表明，妊娠高血压是导致孕妇和产妇死亡的第二大原因。妊娠高血压的主要症状表现为患者的血压升高，并发蛋白尿、水肿，少数患者还会出现上腹部不适或血小板减少的症状。

➕ 降血压，防子痫

若怀孕前血压正常的孕妇在妊娠 20 周后出现高血压和蛋白尿症状，称为子痫前期；在此基础上发生的且不能用其他原因解释的抽搐则称为子痫。子痫不仅危及孕妇安全，还可能会令胎儿发育不良。治疗妊娠期高血压的主要目的，是预防重度子痫前期和子痫的发生。

➕ 密切监测，个体治疗

妊娠高血压患者的治疗原则是静休、解痉，有指征地令血压平稳，密切监测母胎情况，必要时终止妊娠。同时，医生会根据患者病情轻重的不同，进行个体化治疗。治疗期间还要兼顾对患者病情的监测和评估，包括注意患者的自觉症状，定时检查血压和尿常规，监护胎心、胎动等。

♥ 养生这样吃

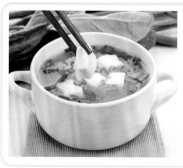

- 多吃新鲜蔬菜、水果和低脂肪奶制品，减少饱和脂肪酸的摄入。
- 控制食盐摄入量。
- 多吃富含蛋白质、维生素 C 和维生素 E 的食物，可有效降低患子痫前期的风险。
- 多吃高钙、高钾的食物，如鱼类等海产品及各类豆制品。

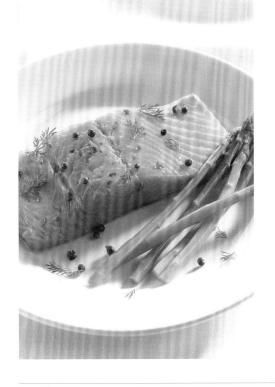

清蒸三文鱼

材料

三文鱼 300 g，芦笋 100 g，蒜末、姜丝各 5 g，酱油 4 mL，白糖 3 g。

做法

❶ 三文鱼洗净切块，加姜丝，入沸水锅蒸 6 分钟；芦笋洗净切段，放入沸水焯至熟，捞出过凉并沥水。

❷ 把芦笋垫在大盘底，蒸好的三文鱼放在芦笋上。把蒸鱼的汤汁倒入小碗，放入蒜末、酱油、白糖拌匀，浇淋在三文鱼上即可。

功效

三文鱼富含优质蛋白质，有助于改善脑功能。这道菜有利尿消肿、聪耳明目的养生功效。

泰式鲤鱼汤

材料

鲤鱼 1000 g，番茄 300 g，胡萝卜 300 g，葱叶、大蒜各 10 g，红辣椒 5 g，酱油 5 mL，食用油 10 mL。

做法

❶ 鲤鱼洗净后切成大块；胡萝卜、番茄洗净切小块。

❷ 胡萝卜块放入油锅微炸，放入鲤鱼块，加适量开水烧沸，放入葱叶、大蒜、红辣椒、酱油及番茄，煮至鱼肉入味即可。

功效

这道菜清热解毒、健脾开胃，且富含优质蛋白质，适合妊娠期女性食用。

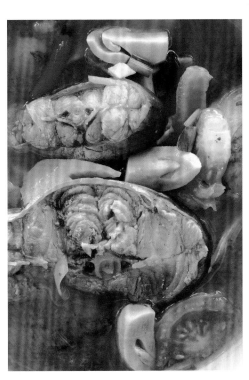

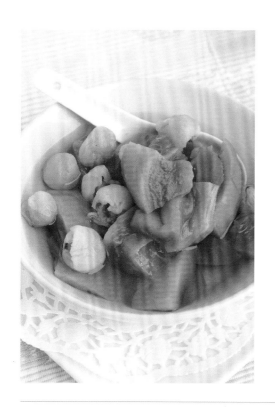

桂圆炖木瓜

材料

鲜桂圆100 g，木瓜500 g，冰糖5 g。

做法

❶ 鲜桂圆去壳，去核，洗净，备用；木瓜削皮去瓤，然后切成小块。

❷ 把木瓜、冰糖和桂圆一同放入汤锅中，加入适量清水，大火烧沸后改小火炖煮30分钟即可。

功效

这款甜品有养阴润肺、延缓衰老的作用，还有助于缓解干咳无痰或痰中带血的症状，适合妊娠期女性调养身体。

荷塘小炒

材料

莲藕200 g，山药、黑木耳各50 g，荷兰豆50 g，彩椒片适量，芹菜50 g，食用油6 mL，食盐4 g。

做法

❶ 莲藕、山药削皮，洗净切片；黑木耳泡发好，洗净；荷兰豆择洗干净；芹菜洗净切段备用；彩椒片洗净备用；清水中放少量食盐和油，烧沸后放入全部食材，焯2分钟，捞出过凉沥水。

❷ 炒锅倒油烧热，放入所有材料翻炒至熟，调入剩余的食盐即可。

功效

此菜富含维生素、矿物质和膳食纤维，具有健脾益气、平肝补肾、养阴润肺、排毒减脂的作用，妊娠期女性可适量食用。

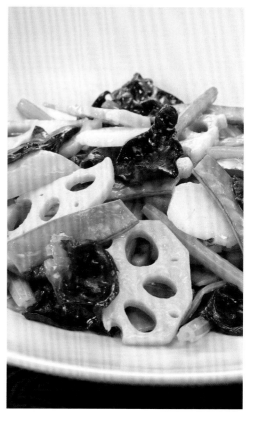

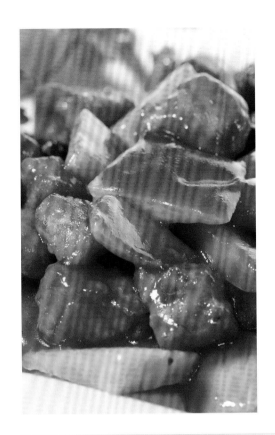

菠萝咕老肉

材料

猪肉 400 g，菠萝 250 g，彩椒 1 个，鸡蛋 1 个，食用油 20 mL，淀粉 15 g，料酒 5 mL，番茄酱 5 g，食盐适量。

做法

❶ 猪肉洗净切块，用食盐、料酒、淀粉略腌；菠萝削皮切块；彩椒洗净，切片。

❷ 油锅烧热，猪肉沾蛋液，裹淀粉，放入油锅炸至金黄色，捞出控油。

❸ 锅中留余油，倒入彩椒片炒香，放入菠萝炒出汁，倒入炸好的猪肉，放入番茄酱，翻炒均匀即可。

功效

菠萝含有丰富的消化酶，有助于分解脂肪。本菜品可健脾开胃、促进食欲。

核桃仁拌芹菜

材料

芹菜 300 g，核桃仁 100 g，生姜片 10 g，食用油 5 mL，食盐 2 g。

做法

❶ 芹菜去叶留茎，洗干净后切成小段，再放入沸水中焯熟，然后捞出过凉，沥水，装盘。

❷ 炒锅内倒油烧热，放入核桃仁炒香。

❸ 把炒锅内的油和核桃仁一起浇淋在芹菜上，调入食盐、生姜片，拌匀即可。

功效

此菜有助于保护脑神经和心脑血管，适合妊娠期女性食用。

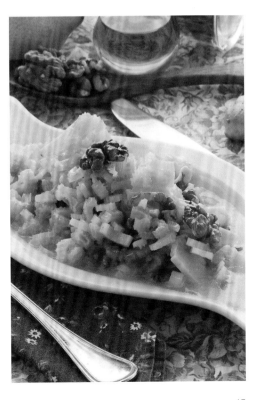

少食多餐控体重，多食蔬果降血脂

肥胖高血压患者怎么吃

一般来说，腹部肥胖经常合并脂肪肝、高脂血症、糖尿病、高血压、冠心病。所以，肥胖是一个很严重的公共卫生问题，特别是现在，不管是成年人还是少年儿童，都不乏体重超重者，甚至有些小学生出现了肥胖引起的动脉硬化、脂肪肝，十分令人痛心，应引起大家的高度重视。

✚ 肥胖合并高血压的表现形式及危害

肥胖与高血压之间有密切的关系。体形较胖的人不仅容易患上高血压，而且他们中的有些人在儿童时期就出现了高血压的倾向。20 ~ 30 岁的肥胖人群，高血压患病率比同龄正常体重的人群高出一倍；40 ~ 50 岁的肥胖人群，高血压患病率比非肥胖者高出 50%。另外，个体超重程度与高血压也密切相关。体重越重，患高血压的危险性就越大。

✚ 三大因素引发肥胖人群高血压

第一，肥胖人群的血液总容量较高，因此心脏血液的输出量就会增多，每分钟排入血管的血量也随之增加，容易出现高血压；第二，肥胖人群常多食，交感神经的活动增强，去甲肾上腺素的活性增强，易导致血压升高；第三，肥胖人群血液中的胰岛素水平较高，钠的蓄积成为血压升高的又一个原因。

✚ 控制体重，稳定血压

肥胖是体内脂肪非正常的堆积，容易引起血压升高。对于肥胖的高血压患者，最好的调节方法就是减肥。据研究，此类患者只需减重 10%，就能使血压明显下降，治疗效果往往比单纯服用降压药更显著。所以，肥胖的高血压患者应该及早调整自己的生活方式，通过减肥调节高血压，这样才能拥有健康。

♡ 养生这样吃

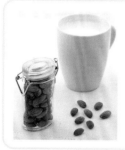

- 患者要控制每天的饮食总热量，适量进食富含优质蛋白的食物，如脱脂牛奶、鱼虾等，尽量少吃或不吃高脂食物，如肥肉、黄油等。
- 多吃新鲜蔬菜和水果，如冬瓜、黄瓜、番茄、胡萝卜、苹果等，有助于润肠通便、消脂减肥。
- 日常生活中多饮绿茶，因绿茶有一定的减脂作用。

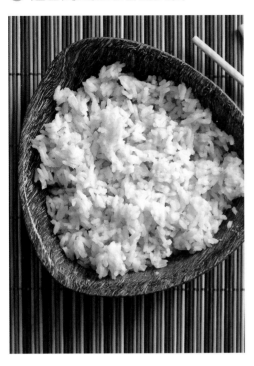

薏仁糙米饭

材料

糙米 100 g，薏仁 50 g。

做法

❶ 糙米、薏仁提前 8 小时淘洗干净，并且用清水分别浸泡至变软。

❷ 把浸泡好的糙米和薏仁一起放进电饭锅中，加入适量清水，启动煮饭功能煮熟即可。

功效

这款米饭不仅有助于健脾除湿、消脂排毒，还有助于调养湿疹等皮肤疾病，也适合肥胖高血压者适量食用。

小葱拌豆腐

材料

小葱 200 g，豆腐 250 g，香油 2 mL，酱油 4 mL，花椒粉 2 g。

做法

❶ 小葱洗净并切碎；豆腐切块，焯水后装盘。

❷ 酱油、香油、花椒粉放入碗中，调入适量凉开水，拌匀即为调味汁。

❸ 把切碎的小葱撒在豆腐上，淋入调味汁即可。

功效

本菜品可以生津润燥、益气和中、润肤明目，适合肥胖高血压患者适量食用。

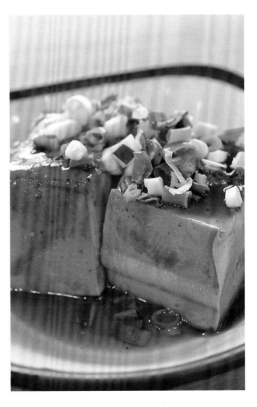

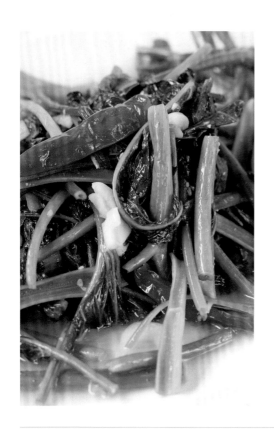

素炒空心菜

材料

空心菜500 g，干辣椒2个，食用油6 mL，食盐3 g，大蒜10 g。

做法

❶ 空心菜择洗干净后切成小段备用；干辣椒洗净，沥干水。

❷ 大蒜剥皮，洗干净后用刀拍碎切末备用。

❸ 炒锅内倒入食用油烧热，先放入蒜末和干辣椒炒香，然后放入空心菜快速翻炒至熟。

❹ 调入食盐，炒匀即可。

功效

这道菜清淡爽口，适合肥胖高血压患者食用，有利尿消肿的功效。

素水晶包

材料

面粉400 g，胡萝卜100 g，油菜50 g，香菇100 g，酵母5 g，食盐5 g，香油5 mL。

做法

❶ 面粉中混合用温水溶化的酵母，揉成面团，待其发酵；胡萝卜削皮切丝；香菇洗净切末；油菜洗净切碎，放入香油、盐，拌成馅。

❷ 面团发酵后擀成面皮，包入馅料，捏成包子，沸水上锅蒸15分钟即可。

功效

香菇富含维生素和钙、镁等矿物质，有助于松弛肌肉和神经，能缓解紧张、焦躁情绪，适合肥胖高血压患者食用。

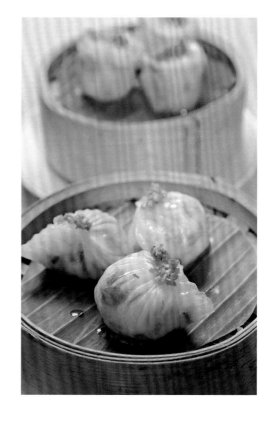

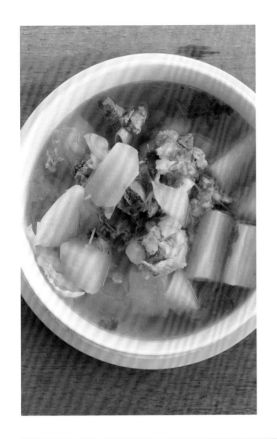

白萝卜排骨汤

材料

排骨 500 g，白萝卜 500 g，白菜、香菜各适量，白胡椒粉 3 g，食盐 5 g。

做法

❶ 白萝卜去皮洗净，切薄片；白菜洗净，切小块；香菜洗净，切碎；排骨洗净切块后焯水。

❷ 砂锅中倒入温水，放入排骨和调味料，烧沸后改小火煮 2 小时，放入白萝卜和白菜，继续煮 20 分钟，撒入香菜碎即可。

功效

本菜品可健脾开胃、消食去积、减脂。

白灼芦笋

材料

芦笋 500 g，食用油 6 mL，生抽、醋各 6 mL，白糖 3 g。

做法

❶ 芦笋洗净切段，放入沸水中焯至熟，捞出过凉沥水装盘；把生抽、醋、白糖和适量凉开水调匀成糖醋汁备用。

❷ 锅中倒油烧热，倒入糖醋汁烧至沸腾，浇淋在芦笋上即可。

功效

这道菜纤维含量高、热量低，富含多种维生素，有助于减脂瘦身。

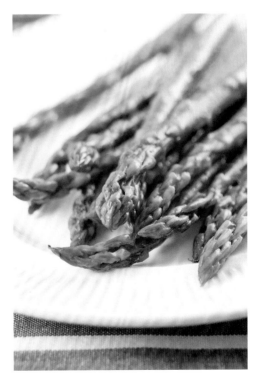

要美味，更要健康

这些食材应慎食

饮食疗法最重要的就是要遵守"少盐、均衡、限制热量"这个原则。对不符合这个饮食标准的许多食物，患者需要远离，不可因为一时馋嘴而放任自己，以致对病情产生不良影响。

⊕ 辛辣食物要少食

高血压患者要少吃辛辣食物，如生姜、韭菜、辣椒等，尤其是辣椒。同时，在烹饪的过程中也尽量少用或者不用辛辣调料，如芥末、桂皮、八角、花椒等。因为无论是辛辣食物还是辛辣调料都属于热性食物，一旦高血压患者因过量食用这些食材，引起发热、便秘、疼痛等症状时，易造成血压不稳，影响病情。

⊕ 油腻食物要忌食

高血压患者一定要约束自己的嘴。像油糕、油饼、油条、炸鸡翅、炸薯条等油炸油煎的食物，虽然美味可口，但热量高，脂肪含量高。大量脂肪进入人体后很容易黏在血管壁上，并在血管壁上沉积下来，时间长了，血管通道变窄，血液流动受到的阻力增大，导致血压升高。另外像红烧肉、东坡肘子、糕点甜食及动物内脏等，也属高脂、高糖、高胆固醇食物，容易让人肥胖，使血压、血脂和血糖增高，高血压患者也要尽量不吃。

⊕ 高盐美食需慎食

高盐饮食会导致血压升高，这已经是高血压防治中的一条常识。食盐的主要成分是氯化钠，过量摄入食盐会使人体中的钠元素超标，造成体内的水钠潴留，使得血压上升。同时，体内积存过量的钠还会增加肾脏负担，造成排钠障碍，并且还可能减弱降压药物的作用，影响降压效果。所以，类似香肠、熏肉、咸肉、火腿、罐头等食物，虽然美味，但都要尽量少吃或者不吃。

♡ 养生这样吃

● 每日在 6 g 食盐的范围内，将食盐分别放入各道菜中，结果可能是每道菜的味道都很淡，吃起来没有味道。因此，在某道菜中加入适量的食盐以保证菜品可口，其他的菜中则减少盐量或不放盐，这样既可以控制盐量的摄入，又可以享受到可口的饭菜。

肥肉

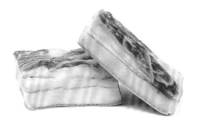

肥肉中含有大量脂肪，进入人体后，脂质容易沉积于血管壁上，加重血管负担，令血管硬化或变窄，引起血压升高。

羊肉

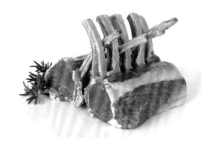

羊肉性热，虽有祛寒作用，但高血压患者不宜长期、大量食用。

快餐

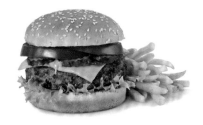

快餐中通常含有过量的脂肪，易引起高血脂，加重血管负担，进而诱发高血压。

浓茶

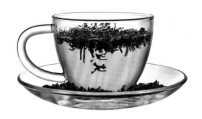

浓茶中的茶碱含量高，容易使大脑兴奋，引起失眠、心悸等症状，令血压升高。

酒

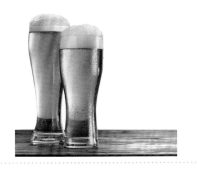

过量饮酒会使心率加快、血管收缩、血压升高，还会促使钙盐、胆固醇等沉积于血管壁上，加速动脉硬化。所以，高血压患者要少饮酒或不饮酒。

咸鸭蛋

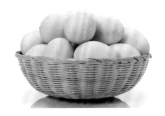

咸鸭蛋属于腌制类食品，含盐量非常高，经常食用这类食品会摄入过量钠盐。高血压患者应尽量少食，最好不食。

纠正不良的饮食习惯

调节高血压的要点可以概括成一句话：改变坏的生活方式，养成良好的生活习惯。饮食方面更是如此。许多继发性高血压患者在发病前通常伴有抽烟、嗜酒、喜食口味较重的食物、蔬果类食物摄入很少等不良的饮食习惯，改掉这些不良的习惯是调节高血压的第一步。

✚ 面条中的隐患

很多人喜欢吃面条，有些人甚至一日三餐都是面条。殊不知，面条吃得太多也会对血压产生影响。不管是炸酱面、打卤面还是热汤面，都会用到调料，尤其食盐、酱油、味精更是不可少。此外，买回家的面条，不管是湿面还是挂面，在制作过程中也会添加一定量的食盐。因此，对于高血压患者来说，吃面条要适可而止，尤其那些正在服用降压药的高血压患者，只有在血压较平稳的前提条件下，才可以适量吃点面条。

✚ 腌菜、泡菜要少吃

腌菜、泡菜是中国传统饮食中的特色菜肴。很多家庭都会自制腌菜、泡菜，如腌酸菜、腌萝卜、腌雪里蕻、泡辣椒、泡豇豆、泡萝卜等。用腌菜、泡菜制作出的美食通常也是佐饭佳肴，诱人食欲大开，如酸菜炒肉、雪里蕻炖肉、酸豆角炒肉末等。但是，无论是腌菜还是泡菜，都含有大量的盐，偶尔吃点有助开胃，经常吃就容易过量摄入盐，引起血压升高。

✚ 喝汤要适量

煲汤是中国人的传统饮食习惯，特别是广东人，喝汤是必不可少的。近些年来，喝汤更是成了一种时尚，甚至与养生保健的关系日益密切。但是，高血压患者最好适量喝汤。因为在各种汤料中，普遍含有大量的脂肪和盐，尤其是饭馆中的汤，往往还会添加许多口味重的调料。如果在天气寒冷、环境干燥或几乎不出汗的情况下，经常喝汤则易引起血压升高，需要引起高血压患者的注意。

◐ 养生这样吃

摄取优质蛋白很重要

● 蛋白质是保持机体健康的重要物质基础，不可忽视。标准体重的成人所必需的蛋白质为每千克体重 1 ~ 1.2 g，每人每天应摄入的蛋白质相当于 3 ~ 4 份高蛋白食品，其中动物蛋白与植物蛋白应各占一半，而理想的动物蛋白又应是鱼类与肉类各占一半。

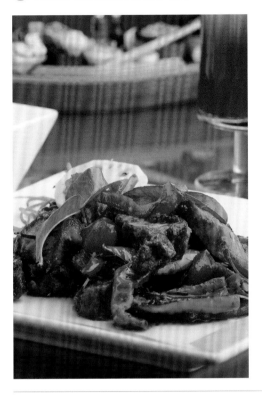

黑椒牛柳

材料

牛肉400 g，青、红椒各1个，食用油8 mL，料酒、生抽各4 mL，白糖、淀粉各3 g，黑胡椒粉8 g。

做法

❶ 牛肉洗净后切薄片，用料酒、生抽、适量淀粉腌10分钟；青、红椒洗净后切片。

❷ 碗中放白糖、黑胡椒粉、剩下的淀粉和适量水，调成芡汁。

❸ 锅中倒油烧热，入牛肉迅速炒至变色。放青、红椒继续翻炒，再倒入芡汁炒匀。

功效

这道菜含有丰富的蛋白质和钙，有助于补充能量、提高免疫力。

扬州炒饭

材料

米饭200 g，鸡蛋1个，虾仁、豌豆各50 g，胡萝卜、香菇各100 g，食用油6mL，食盐4 g。

做法

❶ 鸡蛋磕入碗中，搅成蛋液；虾仁、豌豆洗净；胡萝卜洗净切丁；香菇洗净切丁。

❷ 锅中油烧至八成热，放入虾仁、胡萝卜丁、香菇丁、豌豆翻炒至快熟时，淋入蛋液快炒至成形，再倒入米饭迅速炒散，最后调入食盐炒匀即可。

功效

这道炒饭营养丰富、美味可口，有助于给身体补充能量、调理脾胃、促进食欲。

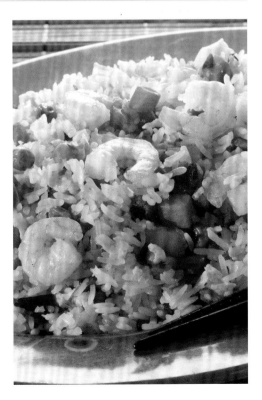

根据个人体质，平衡膳食

高血压患者的一周膳食计划

　　方案 A 全面平衡饮食结构，在控制热量的基础上保证营养均衡，适合所有类型的高血压患者；方案 B 有助于滋补肝肾和排毒，适合肝肾不足、身体虚弱的高血压患者；方案 C 在消脂的同时，可以健脾开胃、促进食欲，适合肥胖的高血压患者；方案 D 以补养气血、调养心神为主，适合高血压并发心脑血管疾病及气血不足之人。

🍽 方案A菜肴

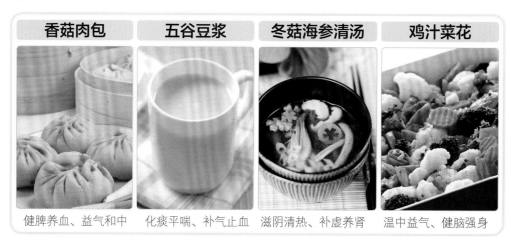

香菇肉包	五谷豆浆	冬菇海参清汤	鸡汁菜花
健脾养血、益气和中	化痰平喘、补气止血	滋阴清热、补虚养肾	温中益气、健脑强身

A 营养均衡控热量

	星期一	星期二	星期三	星期四	星期五	星期六	星期日
早餐	全麦面包 黄豆豆浆	烧饼 小米粥	馒头 五谷豆浆 煎鸡蛋	香菇肉包 糙米粥	豆沙包 银耳莲子羹	煎饼 脱脂牛奶	素馅包子 玉米渣粥
午餐	糙米饭 芹菜炒牛肉 紫菜豆腐汤	蛋炒饭 醋炒红薯丝 拌油菜	杂粮米饭 西蓝花炒肉 胡萝卜汤	扬州炒饭 炝拌土豆丝 薏米南瓜汤	白米饭 银鱼煎蛋 冬菇海参汤	打卤面 椿芽拌黄豆 紫菜汤	八宝米饭 蒜薹鸭丝 海带牡蛎汤
晚餐	番茄鸡蛋面 醋拌黄瓜丝 苹果柠檬汁	菠菜粥 番茄菜花 拌海带丝	素馅蒸饺 芹菜拌桃仁 油菜汤	牛肉面 姜汁菠菜 大麦茶	三鲜馄饨 凉拌粉丝 花生拌茼蒿	西蓝花粥 土豆炖豆角 肉末茄子	萝卜馅饺子 糖醋萝卜丝 丝瓜汤

● 要想限制饮食热量，必须控制主食中脂肪的摄入量，尽量少吃或不吃糖果、点心和油炸食品等热量高的食物。主食可以选择玉米面、小米、荞麦等。
● 吃富含钾、镁、碘、锌等元素的食物，有助于平稳血压、保护心脏。
● 烹饪中尽量少用盐，尽量少吃酱菜等腌制类食品。

🍽 方案B菜肴

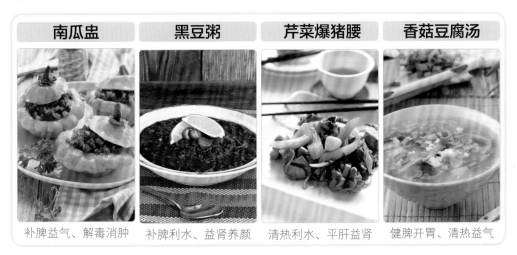

南瓜盅	黑豆粥	芹菜爆猪腰	香菇豆腐汤
补脾益气、解毒消肿	补脾利水、益肾养颜	清热利水、平肝益肾	健脾开胃、清热益气

B 滋肝补肾善排毒

	星期一	星期二	星期三	星期四	星期五	星期六	星期日
早餐	黑豆粥 豆面小窝头	牛肉花卷 小枣高粱粥	黑米面馒头 粟米粥	家常煎饼 小米鸡蛋粥	葱油饼 萝卜肉粥	椒香花卷 脱脂牛奶	黑米面馒头 红豆豆浆
午餐	排骨焖饭 西芹炒百合 丝瓜炖豆腐	荷叶鸡肉饭 香菇菜心 杂蔬清汤	蘑菇焖饭 酸汤鸭子 白灼芥蓝	肉末菜饭 田园菜头汤 葱烧海参	四菌烩饭 芹菜爆猪腰 南瓜盅	豌豆焖饭 青椒炒鸡蛋 紫菜虾皮汤	蛋炒番茄饭 酿冬菇 冬瓜排骨汤
晚餐	素馅包子 金银鸭粥 凉拌山药	什锦鸡蛋面 银耳烩菜心 凉拌豆芽	酸菜水饺 紫米粥 白煮花生	茄汁牛肉面 凉拌茄子 手剥竹笋	小笼馒头 山楂乌梅粥 三丝烩苦瓜	冬菇炒面 三鲜鸡汤 清炒油菜	韭菜盒子 香菇粥 凉拌苦瓜

● 一份高蛋白食品相当于：50 g 瘦肉，或 100 g 豆腐，或 1 个大鸡蛋，或 25 g 黄豆，或 100 g 鸡、鸭、鹅肉，或 100 g 鱼虾。

● 动物蛋白以鱼虾为好，植物蛋白以豆类为好。鱼肉有明显的预防动脉硬化的作用。

● 腹型肥胖的人脂肪多在身体的上半部沉积（内脏和腹部），我们可粗略将女性腰围 ≥ 85 厘米、男性腰围 ≥ 90 厘米定为腹型肥胖。

☺ 方案C菜肴

葱香蛋羹	清蒸三文鱼	扬州炒饭	小葱拌豆腐
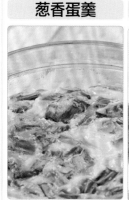	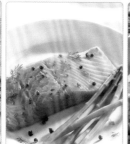	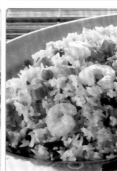	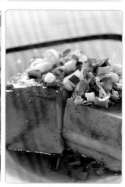
滋阴养血、润燥减脂	滋阴养胃、补虚润肤	补中益气、益精强智	减肥防衰、清热补中

C 消脂健脾胃

	星期一	星期二	星期三	星期四	星期五	星期六	星期日
早餐	全麦土司 薏仁豆浆	豆渣馒头 紫米百合粥 鸡蛋羹	玉米面发糕 芹菜粥	荞麦花卷 黑豆豆奶	南瓜饼 脱脂牛奶	芝麻烧饼 八宝粥 煮鸡蛋	菠菜锅贴 花生豆浆
午餐	南瓜粳米饭 木耳炒肉 海带排骨汤	小米南瓜饭 芹菜炒牛肉 香菇冬笋汤	红薯糙米饭 清蒸三文鱼 三鲜香菇汤	薏仁饭 洋葱炒土豆 山药排骨汤	炸酱面 小葱拌豆腐 西红柿汤	海苔拌饭 虾皮烧南瓜 蘑菇鸡片汤	扬州炒饭 凉拌双耳 黄瓜鸡蛋汤
晚餐	排骨面 凉拌腐竹 荷叶茶	荠菜馄饨 凉拌绿豆芽 猕猴桃汁	燕麦粥 苹果炒鸡柳 荠菜炒香菇	芹菜馅饺子 凉拌木耳 香菜冬瓜汤	绿豆饭 黄瓜海蜇丝 香菜鱼片汤	西蓝花粥 土豆片 凉拌魔芋	虾仁烧麦 炒西葫芦 番茄白菜汤

☺ 闲话健康

- ● 少吃肥肉和各种动物性油脂，食用油尽量选择山茶油、茶籽油、豆油、花生油、葵花子油等植物油。
- ● 黑木耳、芹菜、山药、银耳有助于消脂、强健脾胃，可以适量多吃。
- ● 大豆富含植物蛋白质，有助于保护心血管。

🍽 方案D菜肴

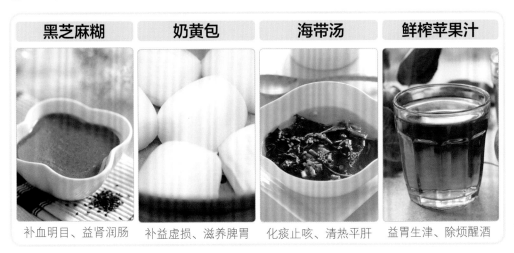

黑芝麻糊	奶黄包	海带汤	鲜榨苹果汁
补血明目、益肾润肠	补益虚损、滋养脾胃	化痰止咳、清热平肝	益胃生津、除烦醒酒

D 补气养血又护心

	星期一	星期二	星期三	星期四	星期五	星期六	星期日
早餐	红豆凉糕 杂豆豆浆	奶黄包 香菇虾仁粥	枣泥山药饼 枸杞黄芪粥	蝴蝶花卷 豆腐脑	萝卜丝酥饼 鲜榨苹果汁	马拉糕 黑芝麻糊	小米蜂蜜糕 黑木耳粥
午餐	菜包饭 草菇鸡丝 椿芽蚕豆	海鲜烩饭 凉拌莴笋 雪菜豆腐汤	茄汁鱼柳饭 红烧四季豆 三鲜冬瓜汤	龙凤炒饭 萝卜炒木耳 乌鸡汤	焖饭 鱼香茭白 腐竹牡蛎汤	萝卜蛋炒饭 香芹拌豆干 黄瓜肉片汤	三椒牛肉饭 米汤炒南瓜 荠菜炒冬笋
晚餐	蘑菇鸡肉饺 青菜粥 什锦干丝	鲜虾云吞面 紫菜汤 素炒三丝	荞麦面蒸饺 鲜鱼片粥 炒土豆丝	三丝汤面 蒜蓉丝瓜 皮蛋豆腐	凤菇包 红薯粥 烧竹笋	刀削面 腐皮凉粉 炝炒西葫芦	笋肉馄饨 鸡汁土豆泥 凉拌莲藕

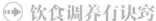

乳制品主要包括了鲜牛奶和酸奶等一系列产品，成年人每人每日应摄入300 g乳制品及50 g豆类食物。

宝塔最顶端是油脂类食物，成年人每人每日摄入油脂不应超过25 g。

综合来看，一个成年人每人每日应摄取碳水化合物类食物300~400 g，从事体力劳动者应相应增加。

蔬菜瓜果类位于膳食宝塔第三层，一个成年人每人每日应该摄入300~500 g新鲜蔬菜、200 g左右的新鲜水果。

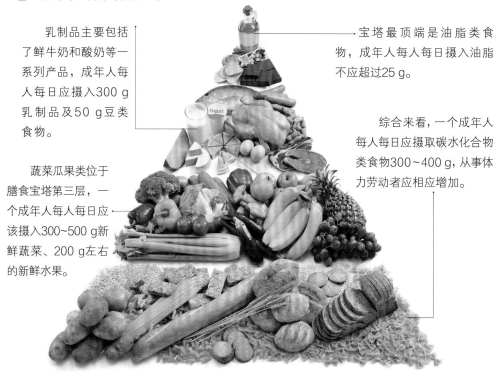

膳食均衡促健康

高血压患者的饮食结构要均衡，应以谷类为主，粗、细粮搭配，多吃蔬菜、水果和薯类食物，每天吃适量的乳制品、豆制品，经常吃鱼、瘦肉，烹饪中尽量少用油和盐，饮食宜清淡。此外，三餐的分配要合理，零食尽量不要吃，多喝水，忌吸烟。

营养膳食巧搭配

患者每日的饮食，按"一、二、三、四、五、六"的搭配原则，即一颗水果、两小盘蔬菜、三勺植物油、四小碗米饭、五种蛋白质(鱼/肉/蛋/奶/豆)、六杯水。通过调控饮食搭配，可以达到控制血糖、血脂和体重，调节血压的目的。

饮食多样多营养

高血压患者宜遵循"红、黄、绿、白、黑"的饮食搭配原则。在这里，"红"指红色蔬果，"黄"指黄色蔬菜，"绿"指绿色蔬果，"白"指全谷物和乳制品，"黑"指黑色食材，如黑木耳。红色蔬果有助于抗氧化，保护血管；黄色蔬菜富含胡萝卜素；绿色蔬果抗氧自由基和动脉粥样硬化；黑木耳有助于降胆固醇；乳制品和全谷物有助于补充营养、调节血脂。饮食合理搭配，全面多样，才能有益健康。

第三章

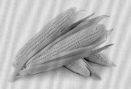 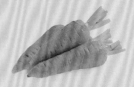 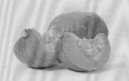

选对食材卫健康

在日常生活中，许多食物都有一定的改善血压问题的功效，如黄豆、黑木耳、薏米、荞麦、燕麦、芹菜、金针菇、马铃薯、番茄、苹果、山楂、柚子等。这些食物通常富含多种氨基酸、维生素、不饱和脂肪酸及钙、钾、硒、镁、磷、铁、铜、锌等矿物质和膳食纤维，有助于维持血管功能，控制血脂和血压。

玉米

利尿消肿、调和脾胃

调节血压关键词：膳食纤维

玉米富含粗质纤维素，能减少人体对胆固醇和甘油三酯含量的吸收，对防止动脉粥样硬化、缓解高血压有一定好处。

别名：苞谷、苞米、棒子
性味：性平，味甘
主产地：山东、河南、河北、四川、贵州
适宜人群：高血压、高脂血症、动脉硬化患者

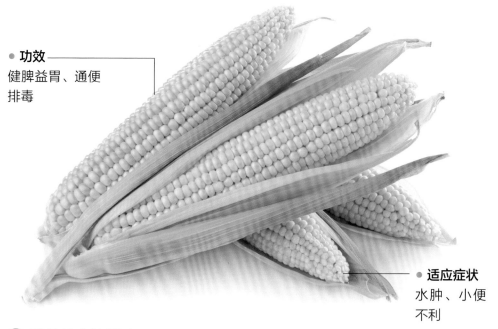

● **功效**
健脾益胃、通便排毒

● **适应症状**
水肿、小便不利

✅ 营养健康这样吃

玉米煮熟或炒熟后，能释放出更多营养物质。煮玉米的水也能利尿。玉米上的白色胚芽有丰富的营养，最好一同食用。

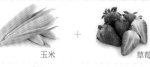
玉米 ＋ 草莓

玉米含膳食纤维，草莓含维生素C，同食可预防雀斑生成。

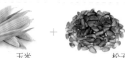
玉米 ＋ 松子

两者搭配可辅助治疗干咳少痰、皮肤干燥等病症。

❤ 营养学家这样说

巧用玉米须

● 玉米须很常见，它能利尿消肿，通过利水可降低血管压力，调整血压情况，可改善水肿、消渴、黄疸、乳痛、乳汁不通等。常见的玉米须集结成疏松团簇，花柱线状或须状，淡绿色、黄绿色至棕红色，有光泽，略透明，柱头2裂，叉开，质柔软。气微，味淡。用时可煎汤，取15~30 g，大剂量可用60~90 g；烧存性研末。

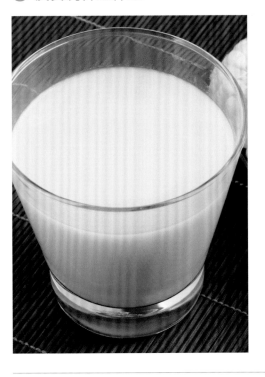

玉米汁

材料

新鲜玉米 500 g。

做法

❶ 摘去外面的皮后，用清水把玉米略微洗干净。

❷ 玉米放入沸水中煮熟，晾凉备用。

❸ 把玉米粒从放凉的熟玉米上剥下来。

❹ 把玉米粒放进榨汁机中，加入适量凉开水搅打成汁即可。

功效

玉米中的亚油酸和玉米胚芽中的维生素 E 协同作用，可降低血液胆固醇浓度并防止其沉积于血管壁上。

奶香玉米炒豌豆

材料

玉米粒 200 g，豌豆 200 g，胡萝卜 200 g，青、红椒各 50 g，黄油 10 g，白糖、食盐各 4 g，牛奶 100 mL。

做法

❶ 玉米洗净后与牛奶、白糖同煮，熟后捞出沥水；豌豆洗净；胡萝卜洗净，削皮切丝；把豌豆和胡萝卜丝焯 2 分钟；青、红椒洗净切丝。

❷ 黄油放锅中融化，放入青、红椒和豌豆、胡萝卜、玉米粒翻炒至熟，调入食盐即可。

功效

这道菜富含膳食纤维和多种维生素，能提高免疫力、润肠通便。

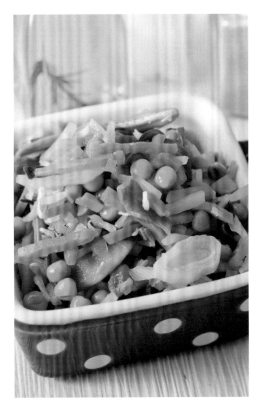

小米

除热解毒、和中益气

调节血压关键词：镁元素、钾元素

小米富含磷、镁、钾等成分，能促进身体发育，增强心脏活力，调节神经和肌肉活动，帮助平稳血压。

别名：粟米、稞子、秫子
性味：性凉，味甘
主产地：山西、陕西、河北
适宜人群：老人、患者、产妇

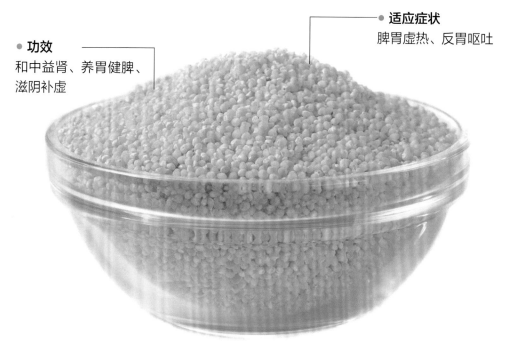

● **适应症状**
脾胃虚热、反胃呕吐

● **功效**
和中益肾、养胃健脾、滋阴补虚

✅ 营养健康这样吃

小米一般是用来熬粥喝，要用小火慢熬，时间稍长一些，粥才会好喝。小米粥有安神、防失眠的作用，所以临睡前喝些小米粥，可以使人安然入睡。

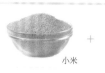
小米

+

黄豆

小米赖氨酸含量低，黄豆富含赖氨酸，两者营养互补。

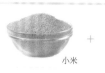
小米

+

桂圆

补血养颜、安神益智，适用于气血不足、失眠健忘等症。

🍲 营养学家这样说

浑身是宝的小米

● 小米有健脾、和胃、安眠等功效，含碳水化合物、铁和维生素等，消化吸收率高，是幼儿的营养食品，也是体弱多病者的滋补保健佳品，其所含的大量碳水化合物，对缓解精神压力、紧张、乏力等有很大的作用。

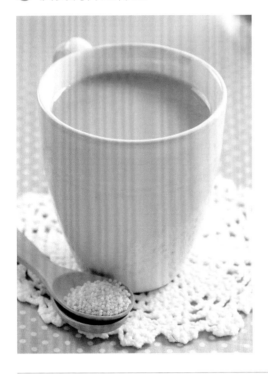

红豆小米糊

材料

红豆50 g，小米50 g。

做法

❶ 红豆洗净，提前8小时用清水浸泡。

❷ 小米用清水略微淘洗后沥水备用。

❸ 把泡好的红豆和小米一起放入全自动豆浆机中，加入适量清水，按下豆浆机上的"米糊"功能键，搅打成红豆小米糊。

功效

> 红豆和小米搭配食用，有健脾养胃、清热解毒、利水消肿、益气补虚的功效，并且有助消化。

小米南瓜焖饭

材料

小米200 g，南瓜200 g。

做法

❶ 南瓜削皮，去瓤，洗净切丁；小米略微清洗。

❷ 把南瓜丁和小米倒入蒸饭锅，加适量清水，搅拌均匀后盖上锅盖，大火烧沸后改小火焖煮。焖煮时，可以不时揭开锅盖，搅拌几下后再继续焖煮至熟即可。

功效

> 小米可以和黄豆或者南瓜搭配吃。小米南瓜焖饭富含维生素，也含有较多的碳水化合物，能为身体补充能量。小米与黄豆搭配，则有健脑益智的功效。

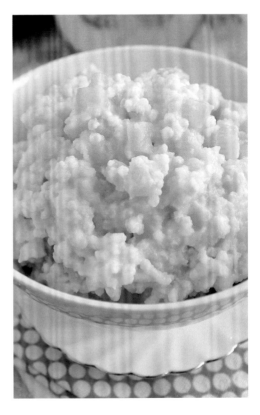

薏米

健脾除湿、除痹排脓

调节血压关键词：维生素、锌元素

　　与大米、玉米、高粱等作物相比，每100g薏米所含的维生素E、B族维生素，以及锌、硒等矿物质元素都更为丰富。高血压患者适量食用薏米对健康有益。

别名：薏仁、土玉米、起实
性味：性凉，味甘、淡
主产地：四川、贵州、广东、广西、河北、山东、陕西
适宜人群：脾胃虚弱、便溏腹泻、小便不利的人群

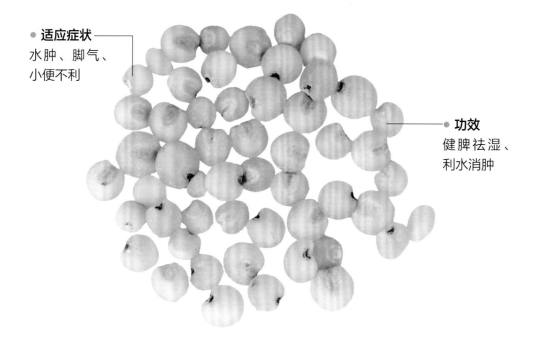

● **适应症状**
水肿、脚气、小便不利

● **功效**
健脾祛湿、利水消肿

✔ 营养健康这样吃

　　薏米可以炒熟后泡水代茶饮。把炒熟的薏米磨碎成粉，坚持服用薏米粉，对调节血压有帮助。薏米也可以做汤或熬粥。

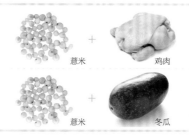

薏米　＋　鸡肉

薏米　＋　冬瓜

两者搭配，有健脾祛湿、温中益气、补虚强身的功效。

薏米健脾祛湿，冬瓜清热利水，同食有良好的祛湿功效。

◐ 营养学家这样说

薏米食用宜忌

● 薏米对很多病症都有很好的食疗作用，如泄泻、湿痹、水肿、肠痈、肺痈、淋浊，高血压患者可以经常食用薏米，但尿多者及怀孕早期的妇女不宜食用薏米。

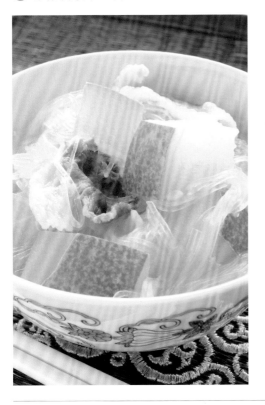

冬瓜排骨薏米汤

材料

　　猪排骨 500 g，冬瓜 200 g，薏米 100 g，食盐 3 g，粉丝 20 g，白醋 5 mL。

做法

　　❶ 猪排骨洗净后焯水；薏米洗净备用；冬瓜去籽，洗净后切小块；粉丝洗净，泡发。

　　❷ 锅中加水，放入猪排骨、薏米，并倒入白醋，大火烧沸后改小火煲 2 小时。

　　❸ 放入冬瓜块，烧沸后继续煲 30 分钟，放入粉丝，煮至粉丝变软，调入食盐即可。

功效

　　此汤营养丰富，有助于去除体内湿气，更能为幼儿和老人补充钙质。

玫瑰薏米豆浆

材料

　　黄豆 80 g，薏米 50 g，干玫瑰花蕾 10 g。

做法

　　❶ 黄豆和薏米提前 8 小时淘洗干净，然后用清水浸泡。

　　❷ 干玫瑰花蕾洗净，备用。

　　❸ 把泡好的黄豆、薏米和玫瑰花一起放入全自动豆浆机，加适量清水搅打成浆即可。

功效

　　这款豆浆有活血调经、消脂的功效，能促进血液循环。

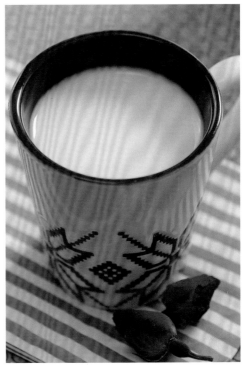

绿豆

清热消暑、利水解毒

调节血压关键词：蛋白质

绿豆中的脂肪含量只有1%左右，淀粉含量却达55%～60%，蛋白质含量则在20%～25%，还含有一定量的钙、磷、铁和B族维生素。

别名：青小豆、植豆

性味：性寒，味甘

主产地：内蒙古、吉林、辽宁、黑龙江

适宜人群：高血压患者、燥热上火者

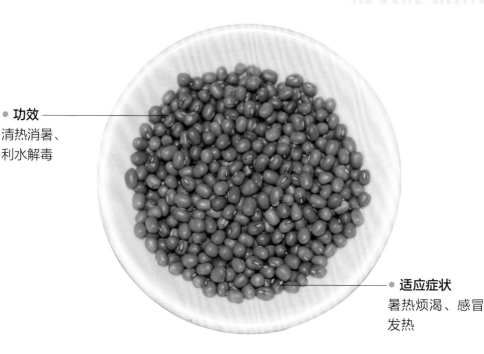

● **功效**
清热消暑、利水解毒

● **适应症状**
暑热烦渴、感冒发热

✓ 营养健康这样吃

绿豆汤能消暑，生绿豆加凉水煮开，再调入冰糖，很适合夏季食用。绿豆和金银花煮水，夏季能防中暑。绿豆、黄花菜、大枣煮水，也能清热消暑。

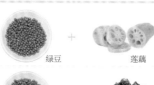

绿豆　＋　莲藕

两者搭配，可以疏肝利胆、养心减脂。

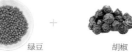

绿豆　＋　胡椒

两者搭配，对胃寒导致的胃痛、腹泻有辅助治疗的效果。

☺ 营养学家这样说

绿豆的选存与食用技巧

● 选购绿豆时，一观其色，若是褐色，其品质已变；二观其形，若表面白点多，已被虫蛀。将绿豆放在阳光下暴晒5小时，然后趁热密封保存，可延长其保存时间。绿豆煮前用水浸泡数小时可缩短烹煮时间。煮时不要用铁锅，否则绿豆汤汁会变黑。

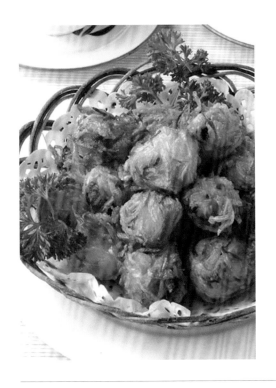

炸绿豆丸子

材料

白萝卜1根，绿豆粉200g，鸡蛋3个，香菜、大葱各10g，食用油20mL，食盐3g。

做法

❶ 白萝卜洗净切丝，沸水中略焯后捞出控水剁碎；香菜、大葱洗净切碎。把绿豆粉、白萝卜丝、大葱碎、香菜碎和匀，磕入鸡蛋，调入食盐和水，搅成黏稠的面糊。

❷ 锅内倒油烧至七成热，把绿豆面糊挤成圆形丸子，放入油锅炸至金黄色即可。

功效

本品富含多种维生素、胡萝卜素及钙、磷、钾、镁等成分，适量食用，有助于健脾理气、利尿排毒、消除水肿。

冰糖绿豆沙

材料

绿豆250g，冰糖5g。

做法

❶ 绿豆提前8小时洗净并浸泡，然后放入高压锅中煮20分钟。

❷ 把煮好的绿豆放入多功能料理机打碎。把打好的绿豆泥放入汤锅，加适量清水和冰糖，烧沸搅匀即可。冰镇后口感更好。

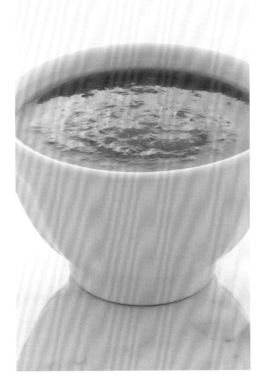

功效

本品有助于清火排毒、利水解暑。

黄豆

健脾利水、通肠导滞

调节血压关键词：大豆蛋白、不饱和脂肪酸

黄豆蛋白质含量一般在35%～40%，脂肪含量可达15%～20%，但其所含脂肪主要为不饱和脂肪酸和磷脂，不含胆固醇。因此，黄豆是高血压患者的上佳食品。

别名：大豆、黄大豆、枝豆
性味：性平，味甘
主产地：黑龙江、吉林、辽宁、山东、河北
适宜人群：更年期女性、糖尿病和心血管病患者

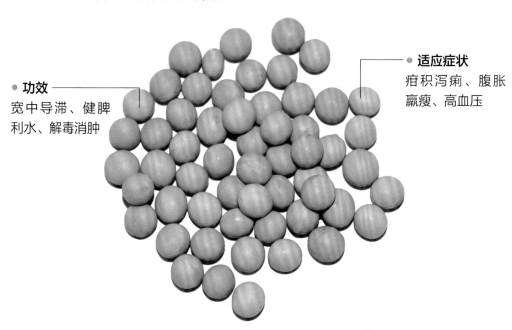

● 功效
宽中导滞、健脾利水、解毒消肿

● 适应症状
疳积泻痢、腹胀羸瘦、高血压

✅ 营养健康这样吃

黄豆有良好的平稳血压的作用。吃黄豆时，可以将泡好的黄豆煮熟或炒熟，炒菜或者煲汤吃均可，也可以用来煮粥。

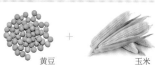
黄豆　＋　玉米

两者搭配，营养丰富，可为身体补充充足的蛋白质和碳水化合物。

黄豆　＋　海带

黄豆能补充蛋白质，而海带能补充碘，二者同食，营养丰富。

🥣 营养学家这样说

黄豆芽是调节血压的好帮手

● 黄豆芽能补血益气、健脑明目，一般人群均可食用。青少年可多食，孕妇适量食用对缓解妊娠高血压和产后便秘有一定的效果。但是虚寒尿多者要慎食。

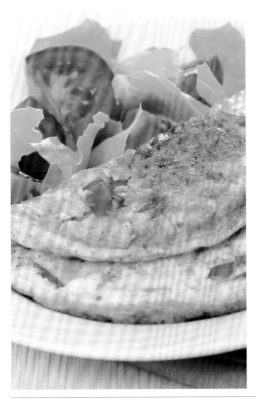

豆渣煎饼

材料

豆渣200 g，鸡蛋1个，玉米粉200 g，红彩椒1个，芹菜100 g，食盐2 g，食用油10 mL。

做法

❶ 芹菜洗净切小块，放入料理机打碎备用；红彩椒洗净，切小块。

❷ 豆渣中加芹菜碎、红彩椒块、鸡蛋、食盐和适量水，再缓缓加入玉米粉，搅匀成面糊。

❸ 平底锅加热后刷少量油，倒入适量面糊，中火煎至两面都呈金黄色即可。

功效

豆渣富含膳食纤维和其他多种营养成分，豆渣和玉米粉制成的面食有助于润肠通便、防治便秘。

黄豆炒玉兰

材料

黄豆150 g，鲜百合100 g，干玉兰片50 g，胡萝卜花片适量，食用油6 mL，食盐3 g，鸡精3 g。

做法

❶ 黄豆浸泡8小时，沥水备用；鲜百合洗净沥水备用；干玉兰片泡发后洗净，沥水备用；胡萝卜花片洗净备用。

❷ 炒锅放油烧热，倒入黄豆和玉兰片大火煸炒至熟，再放入鲜百合和胡萝卜花片，略炒1分钟，调入食盐、鸡精炒匀即可。

功效

这道菜富含蛋白质、维生素、膳食纤维及多种矿物元素，有助于健脾补虚、养心安神。

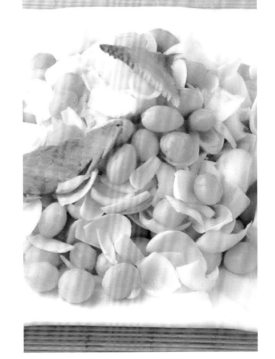

黑豆

活血利水、健脾益肾

调节血压关键词：大豆蛋白、不饱和脂肪酸

　　黑豆可加工成豆浆、豆腐、豆腐干、豆腐皮、豆腐丝等食品，可养血平肝、补肾滋阴、生血乌发，深受人们的喜爱。

别名：橹豆、乌豆、黑大豆
性味：性平，味甘
主产地：安徽、河南、黑龙江、吉林、辽宁
适宜人群：脾虚水肿、脚气水肿、体虚和肾虚的人群

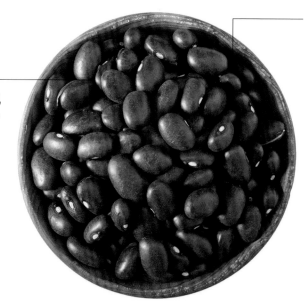

● **适应症状**
肾虚阴亏

● **功效**
活血利水、祛风解毒、健脾益肾

✔ 营养健康这样吃

黑豆洗干净后装入罐中，用米醋浸泡，泡好后食豆喝醋，有一定的食疗效果。

黑豆

+

五谷

两者搭配，营养更全面。

黑豆

+

鲤鱼

滋阴补肾、祛湿利水、消肿下气、补血催乳。

☕ 营养学家这样说

黑豆食用宜忌

● 用水轻洗黑豆数次后捞起，将杂质去除，将水沥干后即可烹调食用。如果是要打成汁饮用的，可以先将黑豆浸泡一夜，这样比较易于打碎；如果是要烹煮的话，可先浸泡2~4小时。不宜多食炒熟后的黑豆，主要由于其炒后热性大，多食易上火，尤其是小儿不宜多食。

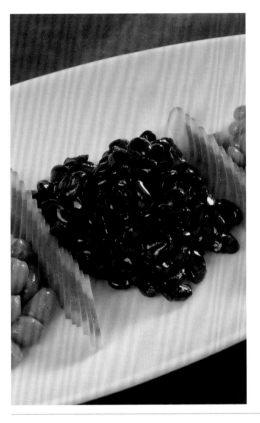

三味长寿豆

材料

黄豆 50 g，黑豆 50 g，花生 50 g，黄瓜片适量，大料 5 g，醋 5 mL，味精 3 g，食盐 2 g。

做法

❶ 黑豆和黄豆提前 8 小时浸泡，洗净沥水；花生略微清洗。

❷ 把黑豆、黄豆、花生放入锅中，放入大料、食盐，加适量水，大火烧沸后改小火把食材煮熟，捞出沥水，盛入以洗净的黄瓜片摆盘的盘中。

❸ 调入剩余调料拌匀即可。

功效

这道菜有养肝滋肾的作用，能为身体补充能量。

凉拌黑豆

材料

黑豆 100 g，胡萝卜 50 g，黄瓜 40 g，酱油、醋各 8 mL，香油 2 mL，食盐 2 g。

做法

❶ 黑豆提前 8 小时洗净并浸泡；胡萝卜削皮，洗净切丁；黄瓜洗净切薄片。

❷ 锅中倒水烧沸后，先放入黑豆煮 2 小时，再放入胡萝卜丁略煮 1 分钟，捞出沥水晾凉。

❸ 全部食材和调料拌匀即可。

功效

这道菜有养阴、补气、强身的作用，有助于改善便秘症状。

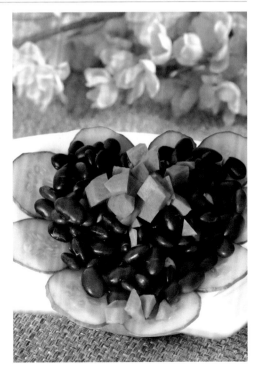

71

荞麦

健胃消积、下气宽肠

调节血压关键词：芦丁、镁

荞麦中含有丰富的芦丁、镁等成分。

别名：花麦、三角毒
性味：性寒，味甘
主产地：东北、华北、西北、西南
适宜人群：食欲不振、肠胃积滞、慢性腹泻的人群

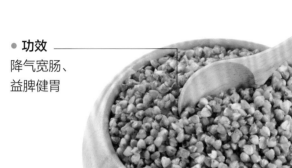

● 功效
降气宽肠、
益脾健胃

● 适应症状
积滞、热肿风痛、高血压

✔ 营养健康这样吃

荞麦的吃法有很多，可以煮粥、烙饼，还可以把荞麦做成荞麦面和荞麦凉粉。常吃荞麦，除了可帮助调节血压，还有助于健胃止痢。

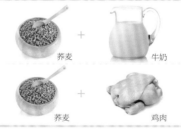

荞麦 ＋ 牛奶

荞麦中的蛋白质较少，牛奶能补其不足。

荞麦 ＋ 鸡肉

两者搭配食用，有助于健脾补虚。

🥄 营养学家这样说

荞麦枕

● 荞麦枕为天然材质产品，历史悠久，对人的健康极为有益。荞麦坚韧不易碎，而荞麦枕可以随着头部左右移动而改变形状，睡起来十分舒服。此种类型的枕头，清洁起来也十分方便，天晴时放在太阳下晾晒，就可达到消毒的目的。

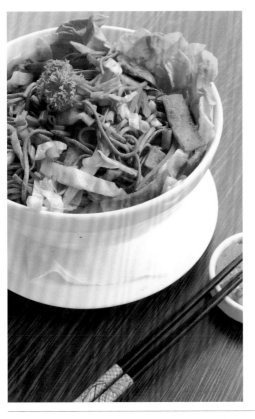

日式荞麦面

材料

荞麦面条 250 g，鸡蛋 1 个，生菜 50 g，圆白菜 20 g，火腿 50 g，日式七味粉 3 g，日式酱油 5 mL，白糖 2 g，食用油、葱花各适量。

做法

❶ 鸡蛋打成蛋液，煎成蛋皮，切丝备用；火腿切片；生菜洗净；圆白菜洗净，切丝。荞麦面条放入沸水中煮熟捞出，冰镇后沥水。

❷ 炒锅中倒入日式酱油，放入白糖、七味粉，加适量清水煮成面汁。所有食材盛入碗中，淋入面汁，撒入葱花调匀即可。

功效

这道主食营养丰富，开胃生津，有助于调节血脂和血压，还能消脂减肥。

荞麦蒸饺

材料

荞麦面粉 300 g，豆角 50 g，牛肉馅 100 g，葱花 10 g，食盐 5 g，香油 3 mL。

做法

❶ 豆角沸水焯熟并剁碎；豆角和牛肉馅一起放盆中，放入所有调料，拌匀成馅。用开水把荞麦面粉烫透，揉成面团，醒 20 分钟。

❷ 将面团切成剂子，擀成圆皮，包入馅料，捏成饺子形状，沸水蒸 10 分钟即可。

功效

这道面点具有健脾开胃、消脂瘦身的作用，有助于调节高血压、高血脂，增强人体免疫力。

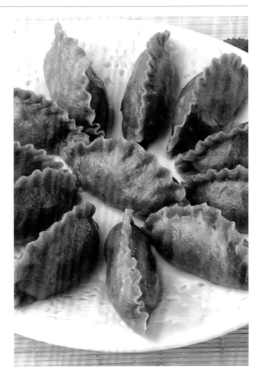

豆腐

益气补虚、清热消肿

调节血压关键词：钙、铁

豆腐营养丰富，含铁、钙、磷、镁及其他人体必需的营养成分，并且不含胆固醇，常食豆腐有助于调节血压和血脂。

别名：福黎
性味：性凉，味甘
主产地：全国各地
适宜人群：老人、儿童、久病体虚的人群

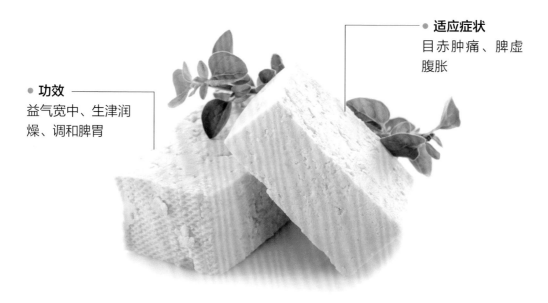

● **适应症状**
目赤肿痛、脾虚腹胀

● **功效**
益气宽中、生津润燥、调和脾胃

✔ 营养健康这样吃

豆腐是植物食品中含蛋白质较高的食物，还含有不饱和脂肪酸、卵磷脂等。

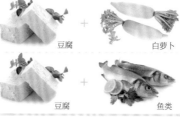

豆腐 ＋ 白萝卜　两者同食，养生功效互补。

豆腐 ＋ 鱼类　二者共食，可为人体补充丰富的蛋白质，增加机体免疫力。

☺ 营养学家这样说

巧识豆腐

● 北豆腐又称老豆腐，硬度大、韧性强、含水量低，口感"粗"，但蛋白质、镁、钙的含量更高。南豆腐又称嫩豆腐或软豆腐，质地细嫩，富有弹性，含水量大，味甘而鲜，烹调宜拌、炒、烧等。内酯豆腐虽然质地细腻，口感水嫩，但没有传统的豆腐有营养：一来含豆量少了；二来豆腐的钙和镁主要来自石膏和卤水，而葡萄糖酸内酯凝固剂既不含钙也不含镁，营养价值因此下降。

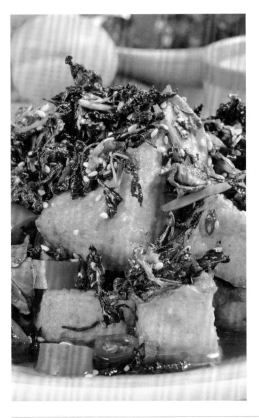

家常烧豆腐

材料

豆腐300 g，食用油6 mL，生抽4 mL，香菜、红椒各20 g，白芝麻、姜末、蒜末各10 g，水淀粉10 mL。

做法

❶ 豆腐洗净，切方块；红椒、香菜洗净，红椒切圈，香菜切段。炒锅倒油烧热，豆腐块煎至两面焦黄后盛出。

❷ 锅中留少量余油，放入姜、蒜末及一半香菜段炒香，调入生抽，加适量水烧沸，放入豆腐煮至吸足汤汁盛出。锅中放入红椒圈和剩余的香菜略烧，淀粉勾芡，浇淋在豆腐上即可。

功效

常食豆腐有助于心脑血管疾病患者的病后调理，还能美白肌肤。

豆腐脑

材料

黄豆100 g，内酯20 g，酱油5 mL，味精2 g。

做法

❶ 黄豆提前8小时洗净并充分浸泡，把泡好的黄豆放入豆浆机打成豆浆。

❷ 小碗内用水化开内酯，然后倒入豆浆中。

❸ 豆腐脑凝固成型后盛入碗中，调入调料即可。

功效

豆腐脑富含蛋白质、矿物质和维生素等营养成分，具有补虚润燥、清热消肿的功效。

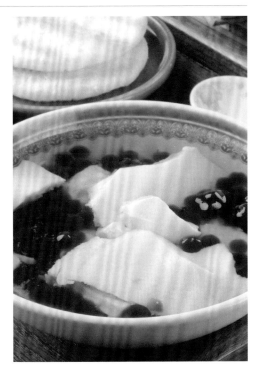

芹菜

清热解毒、利尿止血

调节血压关键词：膳食纤维

芹菜是一种脆嫩而别有风味的蔬菜，也是人们常食的蔬菜之一，杜甫赞美芹菜"香芹调羹，皆美芹之功"，孟子则说"置芹于酒酱中香美"。

别名：香芹、蒲芹
性味：性凉，味辛、甘
主产地：河北、山东、河南
适宜人群：患有高血压、动脉硬化等症及贫血的人群

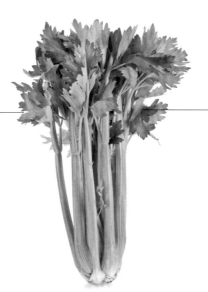

● 功效
清热平肝、利水消肿、凉血止血

● 适应症状
头痛、头晕、暑热烦渴、水肿

✅ 营养健康这样吃

市场上常见的芹菜有旱芹和西芹。旱芹根大、空心、味浓、纤维较粗，适合干煸、做配菜或馅料；西芹根小、实心、味淡、脆嫩，适合凉拌、生炒或者榨汁。

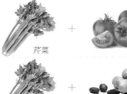
芹菜

\+

番茄

两者同食，有健胃消食、增强食欲的作用。

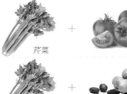
芹菜

\+

花生

两者搭配有清肝、润肺的作用，尤其适合高血压患者。

😋 营养学家这样说

芹菜的种类与妙用

● 芹菜的种类很多，大致可分为中国芹菜和西芹。中国芹菜又名香芹，可分为水芹和旱芹；旱芹的香味较为独特，但水芹胜在大棵而口味较佳，一般所称的芹菜，多指旱芹。无论哪种芹菜，均富含蛋白质和矿物质，可作为减肥食物，对高血压引起的头晕、眼花、头痛也有一定食疗效果。将芹菜榨成芹菜汁，加入蜂蜜或白糖饮用，更有促进肠胃蠕动的功效。

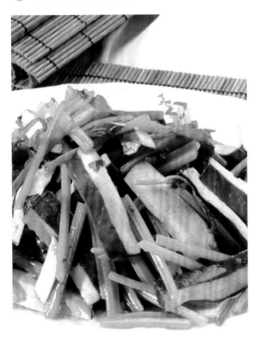

芹菜炒香干

材料

芹菜 250 g，香干 100 g，姜末、蒜末各 10 g，食盐、鸡精各 3 g，食用油 5 mL，胡椒粉 3 g。

做法

❶ 芹菜洗净后切成细段，焯 1 分钟后捞出，过凉沥水；香干略微清洗干净后切成条。

❷ 炒锅中倒油烧热，放入姜末、蒜末爆香，放入芹菜段翻炒 1 分钟，再放入香干条翻炒至熟，调入胡椒粉、食盐、鸡精炒匀即可。

功效

芹菜与香干搭配食用，有助于养阴清火、利水通淋，尤其有益于肝热型的高血压患者。

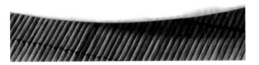

炝炒芹菜

材料

芹菜 300 g，干红辣椒 3 g，食用油 5 mL，花椒粒 1 g，食盐 3 g。

做法

❶ 芹菜择洗干净后切成小段，焯 1 分钟后捞出，过凉沥水；干红辣椒剪成小段备用。

❷ 炒锅中倒油烧热，放入花椒粒和干红辣椒段爆香，然后倒入芹菜段迅速翻炒至熟，调入食盐炒匀即可。

功效

这道菜具有减脂、利尿消肿、安神除烦的功效。

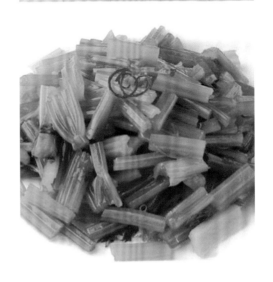

菠菜

滋阴平肝、养血止血

调节血压关键词：胡萝卜素、钾

菠菜含有丰富的胡萝卜素、钾、镁等成分，有助于维持心脏的正常功能、调节血压。

别名：菠棱、鹦鹉菜、红根菜、飞龙菜
性味：性平，味甘
主产地：全国各地均有种植
适宜人群：老人、儿童、久病体弱者

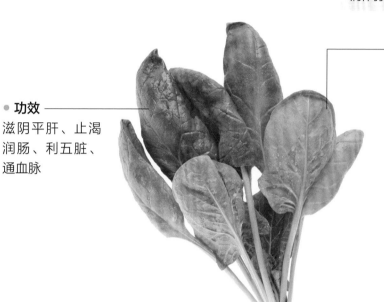

● **功效**
滋阴平肝、止渴润肠、利五脏、通血脉

● **适应症状**
头痛目眩、热病烦渴

✔ 营养健康这样吃

菠菜洗净后放入碗中，加适量水，隔水蒸10分钟，早晚各食1次，对高血压、糖尿病患者均有益处。但结石患者不宜多食，因为其所含的草酸盐可能会加重结石症状。

菠菜

\+

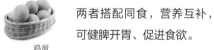
鸡蛋

两者搭配同食，营养互补，可健脾开胃、促进食欲。

菠菜

\+

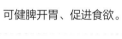
花生

两者同食，不仅营养丰富，还能促进肠道排毒，帮助消化。

☕ 营养学家这样说

菠菜趣闻

● 菠菜是唐初从波斯经尼泊尔传到中国来的，在民间被赞为"红嘴绿鹦哥"，是绿叶蔬菜中的佼佼者。梁实秋曾说："菠菜下锅煮，半熟，投入一些猪肉丝，肉丝一变色就注入芡粉汁使之稠合，再加适量的醋，最后撒上胡椒粉；菠菜的颜色略变，不能保持原有的绿色，但是酸溜溜、辣兮兮，不失为一碗别具风味的汤菜。"

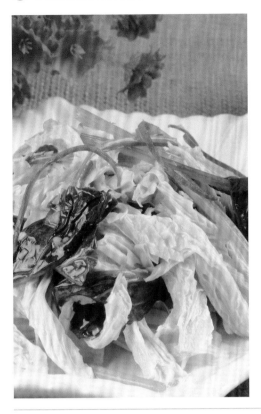

菠菜拌腐竹

材料

菠菜 250 g，干腐竹 100 g，红辣椒丝 5 g，花椒 10 粒，食盐 4 g，食用油 6 mL。

做法

❶ 菠菜洗净，焯 30 秒钟，捞出过凉沥水；腐竹泡发，洗净切段，焯 30 秒钟，捞出过凉沥水。

❷ 炒锅倒油烧热，放入花椒爆香，拣出花椒，留油。

❸ 把菠菜和腐竹段放在盘中，撒上食盐、红辣椒丝，再浇淋上花椒油，拌匀即可。

功效

这道菜有健脾开胃、消脂、润肠通便的作用。

菠菜薄饼

材料

面粉 300 g，菠菜 100 g，鸡蛋 2 个，食盐 3 g，食用油 6 mL，大葱 10 g。

做法

❶ 菠菜洗净后焯一下，沥水切碎；大葱洗净后切成碎末；鸡蛋磕入碗中搅打成蛋液。

❷ 面粉中倒入鸡蛋液拌匀，再放入菠菜碎、葱末、食盐，加适量水调和成面糊。平底锅中刷油烧热，均匀抹上面糊，两面煎熟即可。

功效

这道菜富含蛋白质，营养丰富，美味可口，除了能消脂，还有助于女性及体虚的人补益气血。

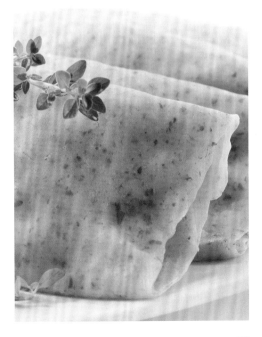

苦瓜

清热除烦、明目解毒

调节血压关键词：苦瓜素

　　苦瓜富含维生素C和苦瓜素等营养成分，能够促进人体新陈代谢，有助于消减脂肪，帮助人体排毒。

別名：凉瓜、赖葡萄、锦荔枝、菩提瓜
性味：性寒，味苦
主产地：四川、贵州、云南、湖南、广东
适宜人群：糖尿病、癌症、肥胖、痱子患者

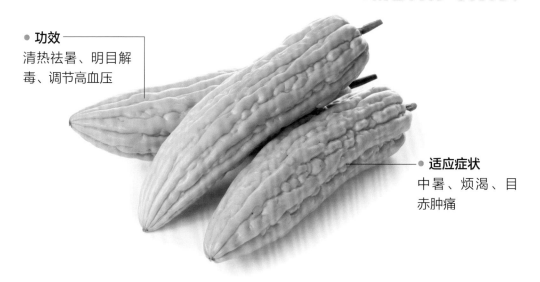

● **功效**
清热祛暑、明目解毒、调节高血压

● **适应症状**
中暑、烦渴、目赤肿痛

✔ 营养健康这样吃

　　苦瓜既可炒食，也可煮汤。苦瓜性寒，烹饪时最好搭配辛味的食物，如辣椒、胡椒、葱、蒜等。苦瓜适合夏季食用，但不宜食用太多，否则易伤脾胃。

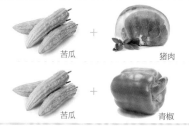

苦瓜 ＋ 猪肉
两者同食，有健脾开胃、补益气血的作用。

苦瓜 ＋ 青椒
两者搭配同食能缓解目赤肿痛、眼睛干涩等症状。

🍽 营养学家这样说

苦瓜的挑选与保存

● 苦瓜应选择表皮完整、无病虫害、有光泽、头厚尾尖，纹路分布直立、深而均匀的。若挑选适宜生吃的苦瓜，则选择重量在500克左右的最好。苦瓜以绿色和浓绿色品种的苦味最浓，绿白色次之。

● 保存时，苦瓜不宜冷藏，若置于阴凉通风处可保存3天左右。此外，因苦瓜表面不平滑，清洗时最好用软刷刷洗。

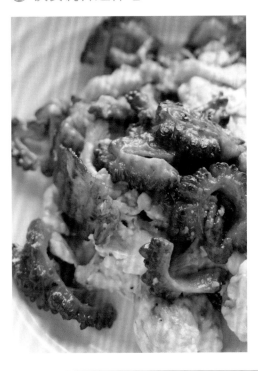

鸡肉炒苦瓜

材料

鸡肉 300 g，苦瓜 300 g，鸡蛋 2 个，食用油 6 mL，食盐 4 g。

做法

❶ 鸡肉洗净切丁，用 1 g 食盐拌匀稍腌；苦瓜去瓤，洗净切薄片；鸡蛋搅拌成蛋液。

❷ 炒锅倒油烧热，放入鸡肉炒至变色，捞出沥油；另起油锅，油热后倒入鸡蛋液，快速翻炒，倒入苦瓜片和鸡肉丁，继续翻炒至熟，调入剩余的食盐炒匀即可。

功效

这道菜有清热降火、平肝的作用，有助于增强人体免疫力。

苦瓜排骨汤

材料

排骨 500 g，苦瓜 200 g，姜片 6 g，食盐 3 g。

做法

❶ 苦瓜去瓤，洗净切小块备用；排骨洗净后放入沸水焯 3 分钟捞出，用清水洗去浮沫，沥水备用。

❷ 锅中倒入清水，大火烧沸后放入排骨、姜片，再次烧沸后改小火慢炖 1 小时左右。

❸ 放入苦瓜块继续炖 15 分钟左右，调入食盐即可。

功效

这款汤菜具有清热降火、软坚散结、补中益气、消脂的功效，尤其适宜夏季食用。

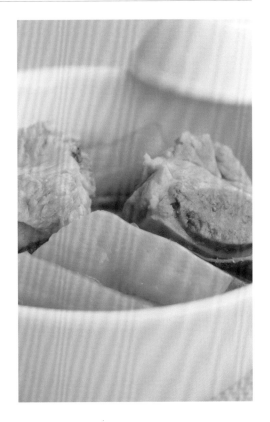

西蓝花

清利湿热、益肾补虚

调节血压关键词：胡萝卜素

西蓝花富含胡萝卜素，有助于预防夜盲症，促进发育。

别名：花菜、菜花、椰菜花
性味：性凉，味甘
主产地：全国各地
适宜人群：一般人群均可食用

● **功效**
清利湿热、益肾补虚

● **适应症状**
久病体虚、肢体痿软、耳鸣健忘

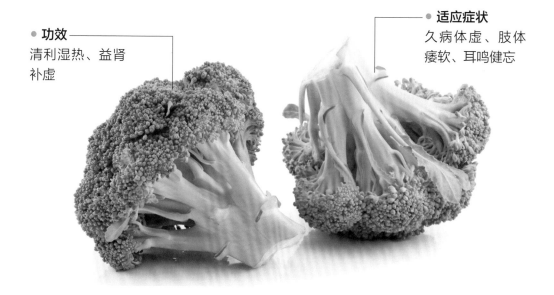

✅ 营养健康这样吃

西蓝花不宜过度烹饪，否则会使营养成分大量流失。可搭配甘蓝、萝卜等其他蔬菜一起食用，能促进人体对营养的吸收。烹饪时不宜多用香料，因为香料容易破坏菜中的抗氧化成分。

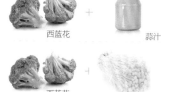

西蓝花 ＋ 蒜汁

两者搭配，有助于杀虫解毒。

西蓝花 ＋ 金针菇

营养丰富，能促进肠道蠕动，利湿通便。

🍽 营养学家这样说

巧选西蓝花

● 在外形上，以购买花球表面无凹凸，花蕾柔软饱满、紧密、中央隆起的西蓝花为宜；也可以看看花梗的底部，没有缝隙的说明西蓝花较嫩，适宜购买。在颜色上，花梗乳白或绿色为好，如有泛黄迹象，说明已过度成熟或储存太久，不宜购买。用手掂西蓝花时，有沉手感的较好；如果花球过硬或花梗宽厚结实，则表示过老，也不宜购买。

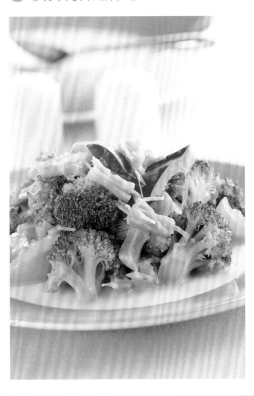

什锦鲜蔬

材料

腌萝卜10g，西蓝花100g，彩椒50g，食盐3g，食用油5mL，水淀粉10mL。

做法

❶ 腌萝卜洗净切块；西蓝花切小朵洗净；彩椒洗净后切片。把腌萝卜块、西蓝花小朵放入沸水焯2分钟捞出过凉沥水。

❷ 炒锅倒油烧热，倒入所有食材翻炒至熟，调入食盐，以水淀粉勾芡炒匀即可。

功效

此菜营养丰富，富含维生素和膳食纤维，有助于人体排出毒素。此外，为取腌萝卜的调味作用而避免其含盐量高，因此烹饪前将其焯水。

西蓝花炒牛柳

材料

牛肉400g，西蓝花200g，蒜末20g，料酒6mL，白胡椒粉3g，食盐3g，食用油适量。

做法

❶ 牛肉洗净切薄片，用料酒、白胡椒粉拌匀腌10分钟；西蓝花切小朵洗净，沸水焯烫1分钟，捞出过凉沥水。

❷ 炒锅倒油烧热，放入蒜末爆香，放入牛肉片快炒，再放入西蓝花小朵翻炒，调入食盐炒匀即可。

功效

牛肉有补中益气、滋养脾胃、强健筋骨等功效；西蓝花则可促进生长，还能增强记忆。

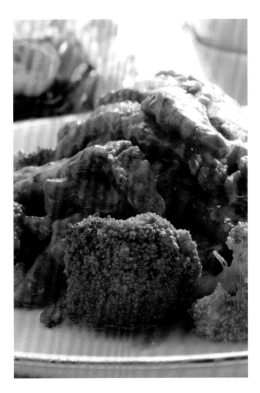

马铃薯

健中和胃、解毒消肿

调节血压关键词：钾

马铃薯中钾元素含量很高，能维持心脏功能、保护心血管，对高血压患者有良好的辅助调理作用。

别名：土豆、洋芋、馍馍蛋
性味：性平，味甘
主产地：山东、黑龙江、内蒙古
适宜人群：胃火牙痛、大便干结、高血压患者

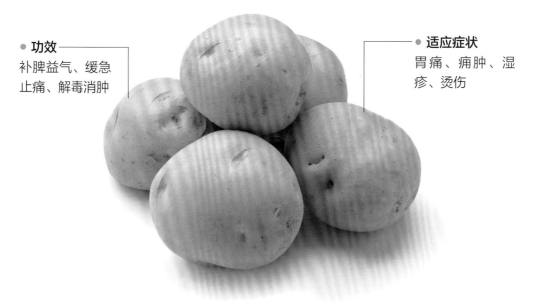

● **功效**
补脾益气、缓急止痛、解毒消肿

● **适应症状**
胃痛、痈肿、湿疹、烫伤

✓ 营养健康这样吃

马铃薯洗干净，带皮切小片放入锅中，加适量水，烧沸后滤除浮沫，小火煮1小时，滤出煮好的马铃薯汁，早晚各饮280 mL左右，能有效调节血压。此方也适合贫血患者。

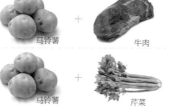

马铃薯 + 牛肉

两者搭配食用，营养丰富全面，有助于调理脾胃。

马铃薯 + 芹菜

两者均能调节高血压，搭配同食，效果更好。

🍽 营养学家这样说

烹调与食用宜忌

● 马铃薯切块，冲洗完之后要先晾干，再放到锅里炒，这样它就不会粘在锅底了。煮马铃薯时，先在水里加几滴醋，其颜色就不会变黑了。

● 一般人都可食用马铃薯，白带异常的女性、皮肤瘙痒者、急性肠炎等肠胃不适者更适合食用。腹胀者则不宜食用马铃薯。

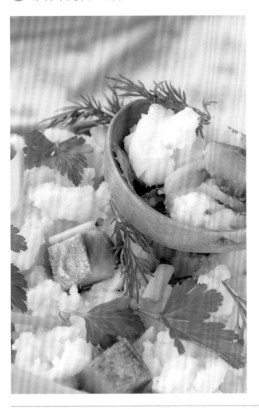

培根马铃薯泥

材料

马铃薯 400 g，培根 50 g，葱花、水芹叶、莳萝各适量，胡椒粉 2 g，橄榄油 6 mL，食盐 4 g。

做法

❶ 马铃薯削皮，洗净切块，放入蒸锅蒸熟后压成马铃薯泥；培根切丁备用。

❷ 炒锅倒入橄榄油烧热，放入培根丁炒出香味后盛出。

❸ 把马铃薯泥、炒熟的培根肉丁放入碗中，调入食盐、胡椒粉拌匀，撒入洗净的葱花、莳萝和水芹叶即可。

功效

此菜富含碳水化合物，营养丰富，不仅有助于人体补充能量，还能帮助调节血压。

孜然烤马铃薯

材料

马铃薯 500 g，莳萝适量，食用油 8 mL，孜然粉 20 g，椒盐 5 g。

做法

❶ 马铃薯削皮洗净切块，洗去多余的淀粉，沥水备用。

❷ 电饼铛用烤肉档预热到 100℃左右，抹上少许食用油，放入马铃薯块后盖好盖，烤 3 分钟左右，再将马铃薯块翻面，继续烤至熟。撒上调料和洗净的莳萝即可。

功效

本菜品益气补中，还有健脾养颜的作用。

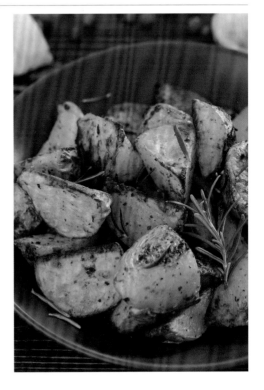

大葱

发表通阳、解毒杀虫

调节血压关键词：维生素C

大葱富含维生素C，常食可有助于舒张小血管，促进血液循环，还能够有效预防血压升高引起的头晕症状。大葱中的挥发油和辣素，也能够促进血液循环。

别名：葱、青葱、四季葱
性味：性温，味辛
主产地：山东、福建、河北
适宜人群：头晕、乏力、耳鸣、骨质疏松、心悸者

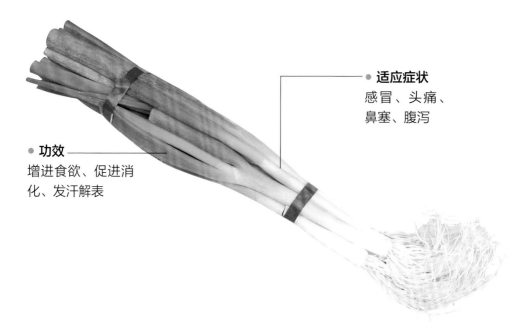

● **适应症状**
感冒、头痛、鼻塞、腹泻

● **功效**
增进食欲、促进消化、发汗解表

✅ 营养健康这样吃

大葱主要的吃法：一是用来炒荤菜；二是用来拌馅，如饺子馅、馄饨馅等；三是调味，例如吃烤鸭时，把蘸了甜面酱的鸭片和葱段夹在荷叶饼里格外好吃。

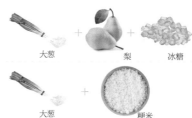

大葱 ＋ 梨 ＋ 冰糖

大葱 ＋ 粳米

三者一同煎水，吃葱和梨并喝汤，能治咳嗽。

两者一起熬粥食用，有助于缓解腹泻症状。

🍽 营养学家这样说

常见大葱种类

● 大葱按假茎的高度分为三种：一是长葱白型，假茎高大粗壮；二是中葱白型，假茎短，基部膨大呈鸡腿状；三是短葱白型，叶片排列紧凑，叶片及假茎均粗短。

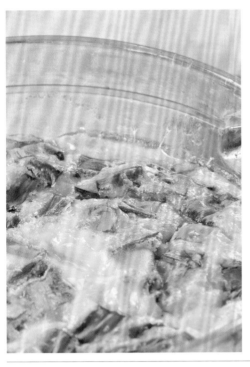

葱香蛋羹

材料

鸡蛋 2 个，大葱 10 g，温开水 100 mL，食盐 3 g，香油 2 mL。

做法

❶ 鸡蛋磕入碗中，搅打成蛋液，放入食盐调匀。

❷ 把温开水倒入蛋液中搅拌均匀，放入洗净并切成段的大葱，然后用保鲜膜将碗口密封，放入沸水锅中，中火蒸 10 分钟，起锅后滴入香油即可。

功效

蛋羹老少皆宜，有助于健脑益智。

猪肉大葱包

材料

面粉 400 g，鸡蛋 2 个，大葱、猪肉馅各 250 g，食用油适量，酵母 5 g，料酒、生抽各 6 mL，食盐 5 g。

做法

❶ 面粉中放酵母，加适量温水，揉成面团待发酵；鸡蛋搅成蛋液，在热油锅中炒散；大葱洗净切末。

❷ 猪肉馅、鸡蛋、大葱装入盘中，调入水、生抽、料酒、食盐，拌匀成馅。

❸ 发好的面分成小剂子，擀成面皮，包馅料，捏成包子形，放入沸水锅中蒸 20 分钟即可。

功效

本品富含蛋白质、维生素、膳食纤维，有助于益气生血、润肠排毒。

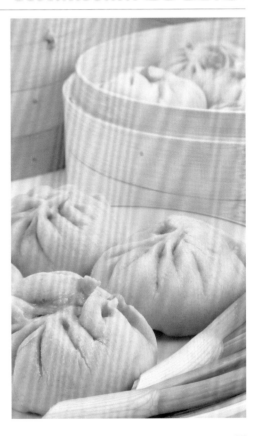

红薯

益气健脾、养阴补肾

调节血压关键词：钾

红薯富含淀粉、膳食纤维、矿物质等，有消脂减肥的作用。

别名：甘薯、地瓜、番薯
性味：性平，味甘
主产地：山东、河北、吉林、黑龙江、辽宁、四川
适宜人群：除胃病患者外，其他人群皆可食用

● 功效
生化气血、润燥通便

● 适应症状
脾胃虚弱、便秘

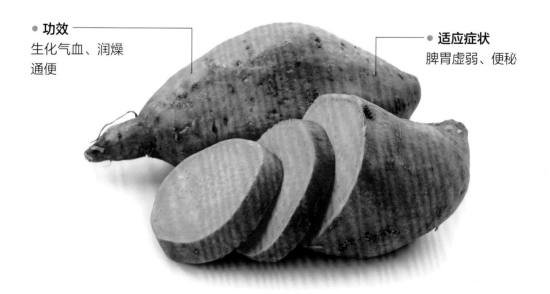

✔ 营养健康这样吃

红薯中的淀粉含量高，生食不易消化，最好煮熟或蒸熟食用。红薯中的蛋白质含量低，如果单吃红薯，营养容易失衡，所以最好与其他食物搭配食用。

红薯

+

咸菜

红薯会刺激胃酸分泌，咸菜则有助于抑制此反应，避免出现"烧心感"。

红薯

+

五花肉

红薯缺乏蛋白质和脂肪，搭配五花肉，营养更全面。

🍲 营养学家这样说

红薯虽好，不能过食

● 红薯一定要蒸熟煮透再食用。因为红薯中淀粉的细胞膜不经高温破坏，难以消化。过量食用红薯后容易胀气和反酸，胃及十二指肠溃疡患者及胃酸过多者不宜食用。

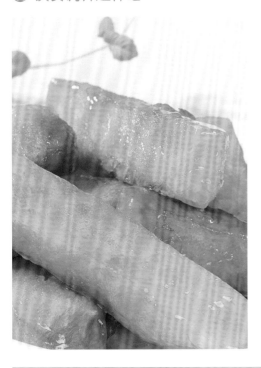

拔丝红薯

材料

红薯 400 g，食用油 30 mL，白糖 20 g。

做法

❶ 红薯削皮，洗净切块。炒锅倒油烧热，放入红薯炸至熟透捞出。

❷ 炒锅留少许油，加适量水和白糖，小火熬至起小泡，糖液微微发黄且呈黏稠状。倒入炸好的红薯，让红薯均匀沾满糖液。盘内抹少许油再盛入红薯即可。

功效

这道菜有补血和中、宽肠通便的功效。

红薯牛肉丁

材料

牛肉 400 g，红薯 200 g，黑木耳 5 g，料酒 5 mL，淀粉、食盐各 5 g，食用油 6 mL。

做法

❶ 牛肉洗净切丁，用料酒、淀粉拌匀，腌 10 分钟。

❷ 红薯削皮，洗净切丁，蒸熟备用。

❸ 黑木耳泡发后洗净，撕成小朵。

❹ 炒锅倒油烧热，倒入牛肉快炒至变色，放入黑木耳继续炒至断生。

❺ 倒入红薯，调入食盐炒匀即可。

功效

这道菜富含蛋白质、淀粉、维生素和多种矿物质，营养丰富。

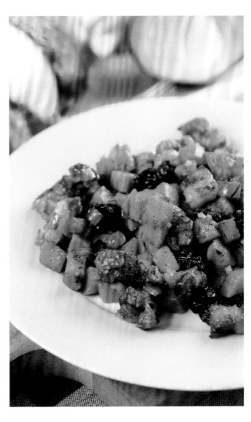

洋葱

理气和胃、解毒杀虫

调节血压关键词：硫化物、挥发油

洋葱中含有硫化物、挥发油等成分，有助于舒张血管，减少外周血管和心脏冠状动脉的阻力，帮助调节血压。

别名：球葱、圆葱、玉葱、葱头
性味：**性温，味甘、辛**
主产地：山东、甘肃、新疆
适宜人群：糖尿病、癌症、慢性肠炎、腹泻患者

● **适应症状**
食少纳呆、脘腹胀满

● **功效**
理气和胃、温中通阳、发散风寒

✔ 营养健康这样吃

洋葱一次不宜吃太多，否则容易引起发热，另外凡是患有皮肤瘙痒性疾病、眼疾、胃病的人也要少吃。由于洋葱性温，热病患者同样不宜食用。

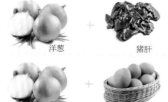

洋葱 + 猪肝
两者同食可辅助治疗夜盲症、视力减退等病症。

洋葱 + 鸡蛋
搭配同食可辅助调养高血压、高脂血症等心血管疾病。

☺ 营养学家这样说

洋葱食用宜忌

● 高血压、高脂血症、动脉硬化、糖尿病、癌症、肠炎等患者及消化不良、食欲不振和胃酸不足者可经常食用洋葱。但皮肤瘙痒性疾病、眼疾、胃病患者及热病患者不宜食用洋葱。另外，洋葱一次不可食用过多，以免发生胀气和排气过多。

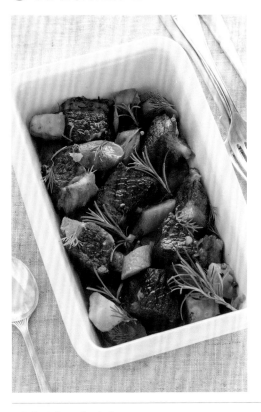

洋葱炖牛肉

材料

牛肉400 g，洋葱50 g，马铃薯、胡萝卜各100 g，莳萝适量，食盐4 g，淀粉5 g，食用油适量，高汤200 mL。

做法

❶ 马铃薯、胡萝卜洗净，均削皮切块；洋葱洗净切丝。

❷ 牛肉洗净切块，用淀粉拌匀腌10分钟，放入油锅炸至八成熟。锅内留少许油烧热，放入洋葱丝炒香，放入马铃薯块、胡萝卜块炒片刻，调入食盐、高汤、牛肉，炖至熟烂，起锅撒入洗净的莳萝即可。

功效

这道菜营养丰富，不仅美味可口，而且有助于补虚养身、调养五脏。

洋葱沙拉

材料

洋葱200 g，牛油果100 g，芝麻菜50 g，柠檬30 g，油醋汁适量。

做法

❶ 洋葱洗净，切丝；牛油果洗净，取果肉，切块备用；芝麻菜洗净，撕碎；柠檬洗净，对切后取汁。

❷ 将上述材料一起放入碗中，调入油醋汁，拌匀即可。

功效

这本品含有丰富的膳食纤维，有促肠蠕动、缓解便秘的功效，且本品热量较低，不会对身体造成负担，适合高血压患者适量食用。

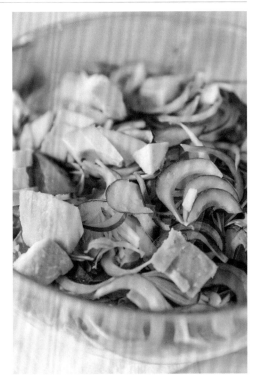

番茄

健胃消食、生津止渴

调节血压关键词：维生素C、番茄红素

番茄中含有丰富的维生素C及各类矿物元素，有清热解毒、调节血压的功效；其所含的番茄红素则有助于保护心血管，降低心脏病的发病率。

别名：西红柿、番柿、洋柿子
性味：性微寒，味甘、酸
主产地：四川、广东、广西、陕西、山西
适宜人群：发热、口渴、食欲不振、贫血的人群

● **功效**
生津止渴、减脂、健胃消食

● **适应症状**
口渴、食欲不振

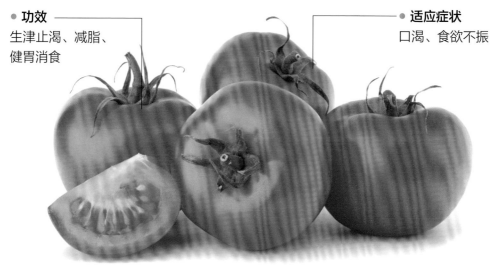

✔ 营养健康这样吃

番茄可抑制酪氨酸酶的活性，使黏着于皮肤的色素减退，缓解雀斑，令皮肤光洁，还能防止细胞老化，适量食用番茄，有延缓衰老和美容的作用。不宜空腹大量吃番茄，没有成熟的番茄也不宜吃。

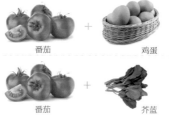

番茄　＋　鸡蛋　　两者搭配，营养互补。

番茄　＋　芥蓝　　两者搭配，大量的膳食纤维可防止便秘，还有软化血管的作用。

😋 营养学家这样说

番茄挑选技巧

● 从外形上看，番茄一般以果形周正，无裂口、虫咬，圆润、丰满、肉肥厚，心室小者为佳，不仅口味好，而且营养价值高。从颜色上看，宜挑选富有光泽、色彩红艳的番茄，不要购买着色不匀、花脸的番茄。有蒂的番茄较新鲜，蒂部呈绿色的更好；反之，如果蒂部周围是棕色或茶色的，那就可能是裂果或部分已腐烂了的。此外，质量较好的番茄手感沉重，若个大而轻，说明是中空的番茄，不宜购买。

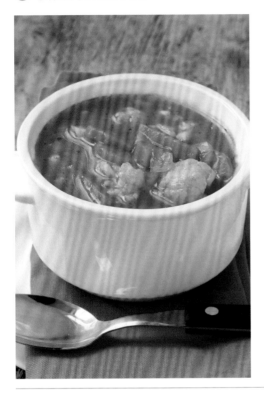

番茄菜花汤

材料

　　菜花 350 g，番茄 150 g，番茄酱 10 g，白糖、食盐各 4 g，食用油 5 mL。

做法

　　❶ 菜花去根，切小朵后洗净，沸水中汆煮 2 分钟，捞出备用；番茄洗净，切小丁备用。

　　❷ 炒锅放油烧热，倒入番茄酱翻炒片刻，再倒入清水大火烧沸。放切好的菜花和番茄丁，烧沸后调入食盐和白糖，然后大火收汁即可。

功效

　　番茄和菜花中都含有丰富的维生素 C 和类胡萝卜素，对调养高血压、肾炎和胃病有帮助，能有效促进人体新陈代谢。

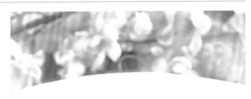

番茄炖牛腩

材料

　　牛腩 500 g，番茄 3 个，马铃薯、洋葱各 100 克，食用油 10 mL，姜片 10 g，葱花 4 g，食盐 10 g。

做法

　　❶ 牛腩洗净切块，沸水略焯后洗去浮沫；洋葱洗净切块；马铃薯和番茄洗净切块。

　　❷ 炒锅倒油烧热，放洋葱块炒香，放番茄块、马铃薯块继续炒至番茄出汁。调入适量清水，放姜片，烧沸后小火慢炖 1 小时，调入食盐，出锅后撒入葱花即可。

功效

　　番茄中丰富的维生素与牛腩中的蛋白质，能为人体提供必需的营养，食之可增强免疫力。

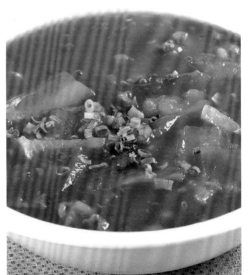

竹笋

清热化痰、清肠通便

调节血压关键词：膳食纤维

竹笋富含膳食纤维、多种维生素及矿物质，对肥胖、动脉硬化、高血压、糖尿病、水肿、腹水等病症，均有辅助调理的作用。

别名：竹萌、竹芽、春笋、冬笋、生笋
性味：性寒，味甘
主产地：福建、贵州、云南
适宜人群：肥胖、高血压、高血脂及有习惯性便秘的人群

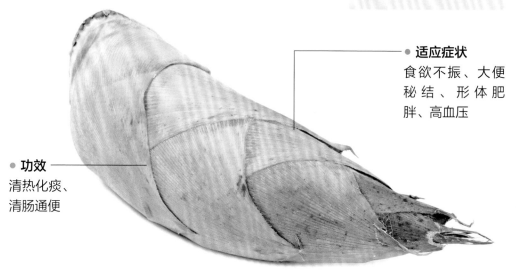

● **适应症状**
食欲不振、大便秘结、形体肥胖、高血压

● **功效**
清热化痰、清肠通便

✅ 营养健康这样吃

竹笋不宜生吃。因其含草酸盐，草酸盐会与其他食物中的钙结合生成难以溶解的草酸钙，影响人体对钙的吸收，儿童不宜多食。

竹笋 ＋ 鸡肉

两者搭配具有低脂低糖、高纤维素的特点，有消脂减肥的作用。

竹笋 ＋ 鸡蛋

两者搭配食用，有助于维持皮肤弹性，并能调理消化系统功能。

😊 营养学家这样说

巧选竹笋

● 首先，选择笋头扁、较重的，笋肉会比较结实；其次，看竹笋与竹笋节之间的距离，距离越近的竹笋越嫩；再次，外壳色泽鲜黄或淡黄略带粉红，笋壳完整且饱满光洁者为佳。此外，虫蛀、不完整的笋不要选择；若笋太湿润，多半已变质；若剥开竹笋发绿，质地像熟了似的，也不宜食用；根部切口已经变色甚至发霉、尖部产生大块褐色斑块的笋也不要买。

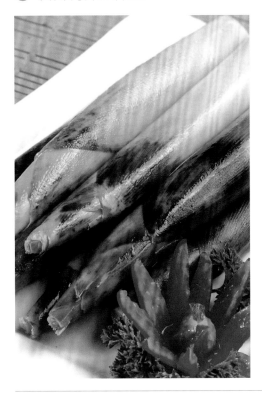

冰镇笋

材料

嫩春笋 500 g，姜片 20 g，香叶 8 g，八角 10 g，桂皮 10 g，冰糖 5 g，食盐 5 g。

做法

❶ 春笋切去根部，连壳刷洗干净。

❷ 锅中倒适量清水，放入所有调味料，大火烧沸。

❸ 放入春笋，烧沸后转小火焖 20 分钟后关火，然后让笋浸泡在汤汁中，直到完全冷却再捞出并放入冰箱冷藏，数小时后即可取出食用。

功效

此菜具有高蛋白、高纤维、低脂肪、低淀粉的特点，有助于润肠通便、消脂。

笋拌豆腐丝

材料

干豆腐 150 g，竹笋 100 g，香芹适量，食盐 4 g，白醋 6 mL，香油 2 mL。

做法

❶ 竹笋切去根部，剥去外壳，洗净后切成细丝，放入沸水中焯至断生，捞出过凉沥水。

❷ 干豆腐略微清洗一下后切成细丝；香芹洗净，取茎干切丝备用。

❸ 把竹笋丝、香芹丝和豆腐丝放进盘中，调入食盐、白醋、香油拌匀即可。

功效

竹笋和干豆腐丝搭配食用，有助于宽肠通便、滋阴益气，并有减肥功效，尤其适宜肥胖的高血压人士。

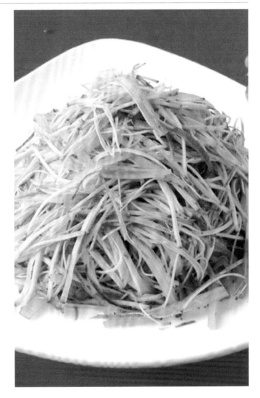

胡萝卜

健脾和胃、清热明目

调节血压关键词：胡萝卜素

　　胡萝卜中含有胡萝卜素，能促进人体生长发育，维持各项生理功能，尤其适宜高血压、冠心病患者。

别名：红萝卜、黄萝卜、番萝卜、丁香萝卜
性味：性平，味甘
主产地：全国各地
适宜人群：夜盲症、干眼症、高血压患者及营养不良等人士

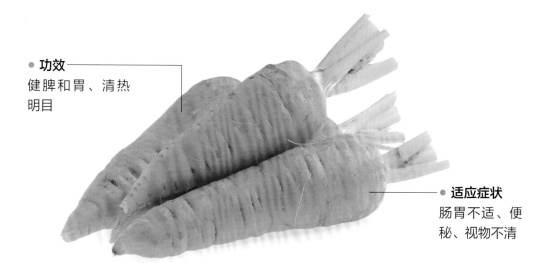

● 功效
健脾和胃、清热明目

● 适应症状
肠胃不适、便秘、视物不清

✔ 营养健康这样吃

　　胡萝卜素要与脂类结合才能被更好地吸收。如果生吃胡萝卜，胡萝卜素由于没有脂肪的溶解，很难被人体吸收。所以胡萝卜最好炒熟食用或与肉类食材搭配烹饪。

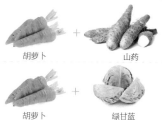

胡萝卜　＋　山药
两者同食，有健脾养胃、益气调中的功效。

胡萝卜　＋　绿甘蓝
两者同食，有助于抑制癌细胞，具有防癌抗癌的作用。

◔ 营养学家这样说

胡萝卜趣闻

● 胡萝卜属伞形科一年或二年生草本植物，其根粗壮，圆锥形或圆柱形，肉质紫红或黄色，叶柄长，三回羽状复叶，复伞形花序，花小呈淡黄或白色。胡萝卜原产于中亚细亚一带，已有4000多年历史。胡萝卜喜温耐旱，适于松软湿润的土壤生长，冬季采挖，虽有野蒿药味，但营养价值颇高，既可熟食，又可生吃，可烹调多种菜肴。

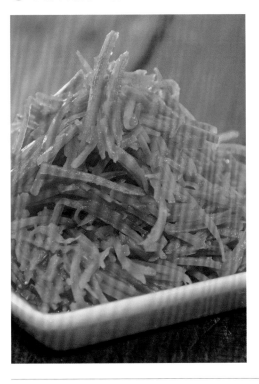

糖醋胡萝卜丝

材料

胡萝卜400 g，白糖6 g，醋10 mL，食盐6 g，味精2 g，香油2 mL。

做法

❶ 胡萝卜削皮洗净后切细丝，用食盐拌匀备用。

❷ 腌好的胡萝卜丝用清水洗净，并挤干水分，再装入盘内。在胡萝卜丝上撒上白糖、味精，淋上醋和香油，拌匀即可。

功效

胡萝卜富含维生素 A，能够促进身体的生长发育，有益于细胞增殖和生长，尤其对幼儿的生长发育有好处。

胡萝卜炒山药

材料

胡萝卜200 g，山药200 g，食用油5 mL，食盐3 g，大蒜6 g。

做法

❶ 胡萝卜、山药分别削皮，洗净后切成条状；大蒜切末。

❷ 炒锅内倒油烧热，放入蒜末爆香，倒入胡萝卜炒至金黄，倒入山药翻炒2分钟。

❸ 锅内加少量水，焖煮至山药和胡萝卜熟透。

❹ 调入食盐，炒匀即可。

功效

此菜富含多种维生素、矿物元素及微量元素，有健脾开胃、益气养血、排毒养颜的功效。

生姜

散寒解表、降逆止呕

调节血压关键词：姜酚

生姜中含有姜酚，此成分能有效刺激胃肠黏膜，增强人体的消化功能。

别名：紫姜、鲜姜、老姜
性味：性温，味辛
主产地：湖南、四川、贵州等地
适宜人群：体质偏寒、风寒感冒、食欲不振的人群

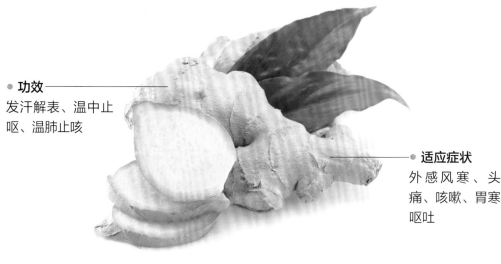

● 功效
发汗解表、温中止呕、温肺止咳

● 适应症状
外感风寒、头痛、咳嗽、胃寒呕吐

✔ 营养健康这样吃

生姜可以泡在红茶或蜂蜜水中食用，但不适合阴虚火旺及肺炎、肺气肿、肺结核、胃溃疡的患者。生姜不宜空腹食用或一次吃太多，否则易致喉痛、便秘。

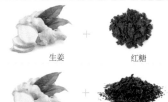

生姜 ＋ 红糖

两者搭配同食能缓解风寒感冒的症状，并能帮助祛除老年斑。

生姜 ＋ 红茶

混合同饮有驱寒作用，能利尿通便，对减肥有帮助。

☺ 营养学家这样说

生姜是传统食疗佳品

● 早在春秋时代，被人们尊为圣人的孔子就有"不撤姜食"之说，孔子常年离不开生姜。宋代朱熹在《论语集注》中说："姜能通神明，祛秽恶，故不撤。"最早记载姜治病作用的是《黄帝内经》，东汉末年张仲景时代，生姜、干姜已广泛用于治病的药方中。

● 药用的姜有干姜、白姜、黑姜（炮姜）、川姜等。在临床应用上常将姜进行加工，炮制成"炮干姜""炮姜"等，姜的功效因其加工后的成品不同而不一样。生姜辛温，发汗温胃，逐寒邪而发表；干姜辛热，温中散寒，除脾胃虚寒而补中；炮姜温经而止血；姜皮可利尿消肿。

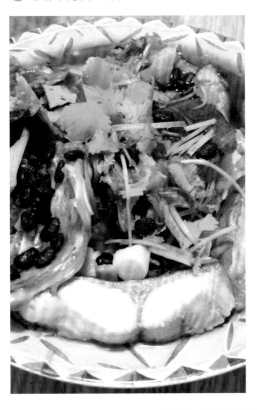

蒸鲤鱼

材料

鲤鱼1条，生姜、大葱、豆豉各10g，红辣椒10g，食盐3g，食用油8mL，香菜20g。

做法

❶ 生姜、红辣椒、大葱洗净切丝；香菜洗净切段。鲤鱼宰杀，刮鳞，除内脏，洗净，用刀将鱼切块。

❷ 鱼块放入盘中，再放入姜丝，调入盐腌10分钟；入锅蒸10分钟后趁热放上葱丝、香菜段、辣椒丝。食用油烧热，趁热浇淋在鱼身上即可。

功效

这道菜富含优质蛋白质，且热量低、味鲜可口，有助于清减脂肪。

生姜红茶

材料

红茶1包，生姜10g，蜂蜜4mL。

做法

❶ 生姜刮去外皮，清洗干净，切成薄片备用；把红茶包和生姜片一起放进茶杯里面，倒入沸水，盖上杯盖，泡10分钟。

❷ 等茶水的温度降到60℃左右后，调入蜂蜜即可。

功效

红茶和生姜皆有暖身功效。此茶能温中补虚。

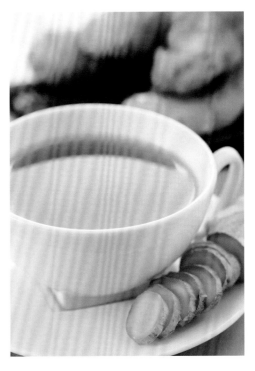

香菇 扶正补虚、健脾开胃

调节血压关键词：香菇嘌呤

香菇中含有一种名叫香菇嘌呤的物质，这种物质对人体心血管具有保护作用，可预防动脉粥样硬化等血管疾病。

别名：花蕈、椎茸、厚菇、花菇、冬菇
性味：性平，味甘
主产地：广东、浙江、云南、福建、广西、四川、贵州
适宜人群：贫血、高血压、动脉硬化的患者

● **功效**
扶正补虚、健脾开胃

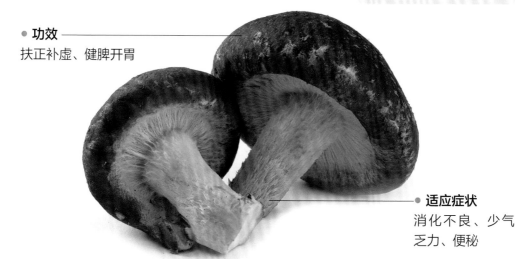

● **适应症状**
消化不良、少气乏力、便秘

✔ 营养健康这样吃

干制香菇富含烟酸和钾，铁含量也较丰富，适量食用，能帮助人体扩张周围血管。

香菇 ＋ 木瓜

木瓜中含有木瓜蛋白酶，与香菇同食，有消脂和调节血压的功效。

香菇 ＋ 薏米

两者一起煲汤或者熬粥食用，有化痰理气的作用。

🍽 营养学家这样说

香菇的挑选与存储

● 挑选时首先看外形，主要是看形态和色泽及有无霉烂、虫蛀现象，香菇一般以体圆齐整、杂质少、菌伞肥厚、盖面平滑为好；其次，手捏菌柄，若有坚硬感，放开后菌伞随即膨松如故，则质量较好；最后看颜色，菇面向内微卷曲并有花纹，颜色乌润，菇底白色的为佳。

● 存储时，干香菇放在干燥、阴凉、通风处可长期保存，鲜香菇建议即买即食。另外，新鲜香菇直接用保鲜袋装好，放入冰箱冷藏室，可以保存一周左右。

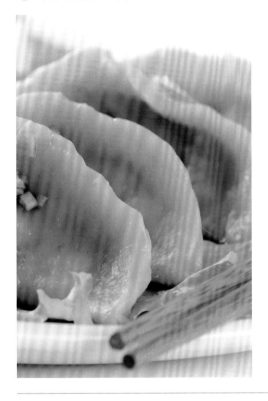

香菇鸡肉饺子

材料

面粉500 g，鸡胸肉300 g，鲜香菇200 g，姜末、葱花各20 g，豆油10 mL，食盐、味精各5 g。

做法

❶ 面粉中加适量温水揉成面团，醒15分钟；鲜香菇洗净切碎；鸡胸肉洗净剁碎。混合鸡胸肉和香菇，并放入葱花、姜末、食盐、豆油、味精，拌匀成馅。

❷ 面团分成剂子，擀成饺子皮，包入肉馅捏成饺子形状，放入沸水中煮熟即可。

功效

本品富含碳水化合物、蛋白质和多种矿物质，有健脾开胃、补益强身的功效，且有助于提高免疫力。

香菇豆腐汤

材料

豆腐300 g，香菇50 g，鸡蛋1个，葱花适量，虾仁50 g，食盐4 g，高汤适量。

做法

❶ 豆腐洗净，切丁；香菇洗净切片；鸡蛋磕入碗中搅打成蛋液。

❷ 锅中倒入适量高汤，放入豆腐丁、香菇片和虾仁，大火烧沸后改小火继续煮20分钟。

❸ 把蛋液倒入锅中成蛋花，调入食盐，撒入葱花即可。

功效

这款汤营养丰富，对亚健康、疲劳、体弱等人群有很好的食疗效果。

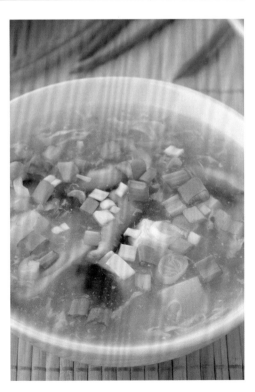

金针菇

促进发育、清肠通便

调节血压关键词：朴菇素

　　金针菇中含有氨基酸、朴菇素、锌等营养成分，经常食用，有助于都市白领防病健身。

别名：构菌、朴菇、金菇、智力菇、毛柄小火菇
性味：性凉，味甘
主产地：黑龙江、云南、江苏、新疆
适宜人群：高血压、高血脂、气血不足、营养不良、贫血的人群

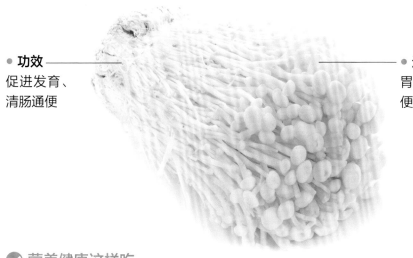

● **功效**
促进发育、清肠通便

● **适应症状**
胃肠道不适、便秘

✔ 营养健康这样吃

金针菇能有效促进体内新陈代谢。

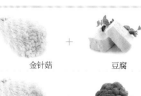

金针菇 + 豆腐　　两者搭配同食，有益智强体的作用。

金针菇 + 西蓝花　　两者同食能有效提高机体免疫力。

☺ 营养学家这样说

妙食金针菇

● 金针菇清香脆嫩、味美润滑、风味独特，自古以来一直深受人们喜爱。若将洗净的金针菇放在开水里煮2分钟，捞起后沥干置于盘中，调入食盐，淋上醋、香油，撒上葱花，则黄、白、绿三色赏心悦目。品尝后，颇觉鲜、嫩、滑、脆四味绝佳，老幼皆宜，百吃不厌。此外，金针菇还可以与荤菜拼配成名肴，如列入我国菜谱的金菇三色鱼、金菇炒鳝鱼、金菇绣球、金菇溜鸡、金菇凤燕等。

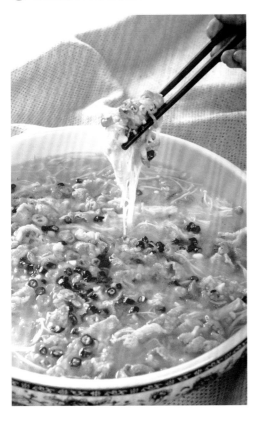

金针粉丝肥牛煲

材料

金针菇200 g，干粉丝1小捆，肥牛片400 g，沙茶酱100 g，青、红椒50 g，食盐、胡椒粉各5 g，食用油8 mL。

做法

❶ 金针菇洗净；青、红椒洗净切圈；粉丝用热水泡软，洗净；肥牛片用胡椒粉拌匀腌15分钟。

❷ 炒锅倒油烧热，倒入肥牛片炒熟，调入沙茶酱略炒，加适量水，放入粉丝、金针菇，小火焖20分钟，再放入青、红椒圈，调入食盐即可。

功效

这道菜营养丰富、口味独特，有健脾胃、益气血的功效，能增进食欲、增强人体免疫力，适合高血压患者食用。

小油菜炖金针菇

材料

小油菜100 g，金针菇100 g，虾干适量，香油2 mL，食盐3 g。

做法

❶ 小油菜、金针菇分别洗净后沥水备用。

❷ 锅内加水烧沸后，放入小油菜煮至汤开，再放入金针菇和洗净的虾干煮至汤开。

❸ 汤锅中调入香油、食盐，搅拌混匀即可。

功效

这款汤口味相对清淡，适宜久病初愈、体质虚弱的人群食用，有不错的补益作用。

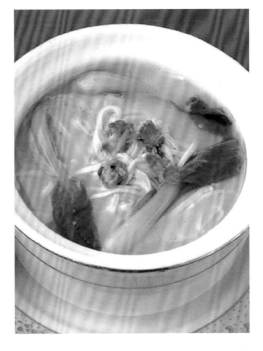

黑木耳

补气养血、润肺止咳

调节血压关键词：B族维生素

黑木耳富含B族维生素，其中铁元素含量也较高，有助于防治缺铁性贫血，并能减少血液凝块、预防血栓。

别名：光木耳、木菌
性味：性平，味甘
主产地：黑龙江、吉林、福建、台湾、湖北、广东、广西、四川
适宜人群：患有心脑血管疾病、结石症的患者

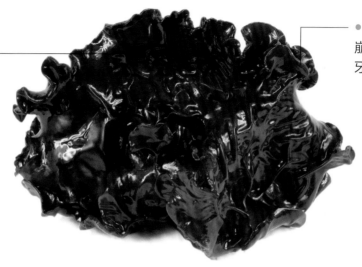

● **功效**
补气养血、
润肺止咳

● **适应症状**
崩漏、尿血、
牙龈肿痛

✅ 营养健康这样吃

黑木耳最好入菜食用，如黑木耳搭配肉丝、胡萝卜等拌炒的木须肉就很好。黑木耳也可作凉拌食用，热量较低。

黑木耳 ＋ 鸡肉

两者搭配同食，能够滋补肝肾、益气养血。

黑木耳 ＋

鲫鱼

两者搭配同食，能够为人体补充优质蛋白质。

🥣 营养学家这样说

黑木耳种类辨别

● 黑木耳为生长在朽木上的一种食用真菌，因其形似耳、颜色黑褐而得名。中国人工培植黑木耳已有800多年的历史。黑木耳因生长季节、气候条件和采集方法的不同，质量各异。小暑前采下的黑木耳叫"春耳"，质量最佳，朵大肉厚，水发性好；立秋后采下的黑木耳称"秋耳"，朵形略小，质量稍次；小暑到立秋采下的黑木耳称"伏耳"，大小不匀，肉质较薄，质量较差。

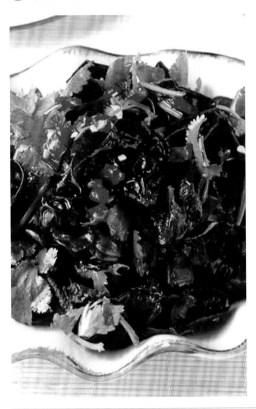

凉拌木耳

材料

黑木耳 30 g，食用油 8 mL，生抽、醋各 6 mL，大蒜 4 g，辣椒、花椒各 8 g，香菜 20 g。

做法

① 黑木耳泡发洗净，沸水焯至断生，捞出过凉沥水；香菜和辣椒洗净切小段；大蒜捣成泥，与生抽、醋拌匀成调味汁。

② 锅中放油烧热，爆香花椒，把花椒油趁热倒进调味汁。

③ 黑木耳和香菜装入盘中，撒入辣椒，淋上调味汁拌匀即可。

功效

这道菜具有养血驻颜、排毒养肾的作用，女性经常食用能够令肌肤红润、容光焕发。

木耳炒肉

材料

猪瘦肉 300 g，黑木耳 20 g，青椒、红椒各 1 个，香菜 10 g，食用油、料酒各 8 mL，食盐 4 g，水淀粉 5 mL。

做法

① 猪瘦肉洗净切片，用料酒、水淀粉拌匀腌 10 分钟；黑木耳泡发洗净后撕成小朵；青椒、红椒洗净切片。

② 炒锅倒油烧热，倒入肉片滑炒至变色，依次放入黑木耳、青椒、红椒翻炒至熟，调入食盐炒匀，撒香菜即可。

功效

这道菜营养丰富，有益气润肺、补脑健身、滋阴补虚、排毒养颜等功效。

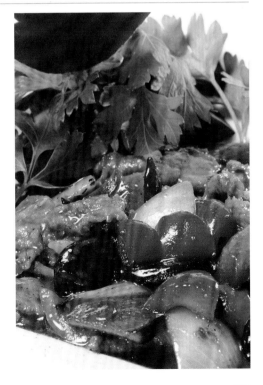

鸡肉

温中益气、补肾填精

调节血压关键词：钾

鸡肉富含钾，因人体内多余的钾会通过汗液或尿液排出，同时还会带出等量的钠，以维持两者平衡；如果体内钠过多，导致血压升高时，钾也能将其排出，对维持血压的正常有积极的意义。因此，高血压患者可以适量进食鸡肉。

别名：家鸡肉、烛夜
性味：性温，味甘
主产地：全国各地
适宜人群：慢性肾炎水肿、肝硬化腹水、血管硬化的人群

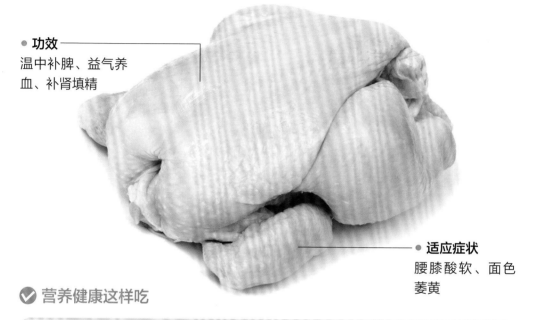

● 功效
温中补脾、益气养血、补肾填精

● 适应症状
腰膝酸软、面色萎黄

✅ 营养健康这样吃

鸡肉的食用方法很多，可以蒸鸡肉饭，也可以做宫保鸡丁等炒菜，或者煲汤。鸡肉忌与兔肉、鲤鱼同食。鸡屁股是鸡的淋巴器官，积聚了各种病菌和致癌物，不宜食用。

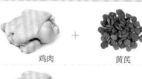

鸡肉　＋　黄芪

黄芪有补气功效，与鸡肉煲汤，能益气养血、滋补强身。

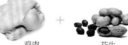

鸡肉　＋　花生

花生仁炒鸡肉是道营养全面的菜肴，有强身健体的功效。

🥄 营养学家这样说

避免买到注水鸡肉

● 购买生鸡肉时要注意鸡肉的外观、色泽、质感。如果鸡肉注过水，肉质会显得特别有弹性，皮上有红色针点，周围呈乌黑色，用手指在鸡的皮层下一捏，会明显感到打滑。注过水的鸡用手摸会感觉表面高低不平，好像长有肿块，而未注水的鸡肉摸起来很平滑。

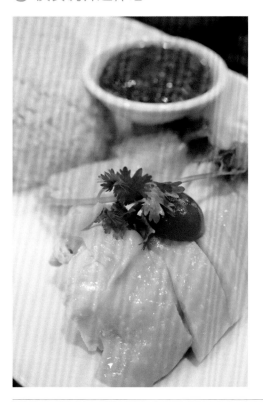

白切鸡

材料

整鸡1只，葱、姜末各10 g，香菜段10 g，白糖3 g，香油3 mL，大料5粒，料酒5 mL，鲜贝露6 mL。

做法

❶ 葱、姜末与香菜混合，调入白糖、鲜贝露、香油，制成调味汁。

❷ 清水锅中放大料、料酒烧沸。处理好的鸡放入锅中煮5分钟，水开后关火，盖严锅盖，将鸡闷45分钟。捞出鸡，以冰水浸泡10分钟，沥水切块装盘，淋上调味汁，可以用洗净的圣女果装饰。

功效

这道美食有健脑益肝、健脾和胃、补肾润肠、强筋壮骨、养阴补虚的功效，对高血压患者也有一定的补益效果。

辣炒鸡丁

材料

鸡胸肉400 g，青椒50 g，干红辣椒段、花椒各5克，料酒4 mL，白芝麻适量，水淀粉8 mL，食用油7 mL，食盐3 g，豆瓣酱5 g。

做法

❶ 鸡胸肉洗净切丁，用料酒拌匀腌10分钟；青椒洗净切圈。

❷ 炒锅倒油烧热，放入豆瓣酱、干红辣椒段和花椒炒出香味。倒入鸡肉丁快速翻炒至变色，再倒入青椒圈翻炒至熟。调入食盐，并用水淀粉勾芡即可。

功效

这道菜香辣开胃，有助于祛风除湿、增进食欲、补充营养，高血压患者可以适量食用。

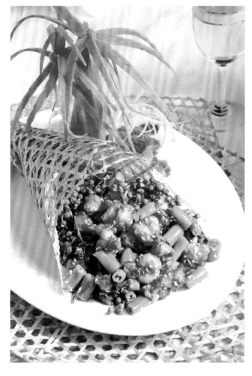

鸭肉

滋阴清热、利水消肿

调节血压关键词：烟酸

鸭肉富含蛋白质、多种维生素等营养成分，并含有人体重要辅酶——烟酸。

别名：家鸭肉、家凫肉
性味：性平，味甘
主产地：江苏、浙江、广西、四川、贵州、湖南
适宜人群：体质虚弱、食欲不振、发热、水肿的人群

● **功效**
消水肿、止热痢、补肾养胃

● **适应症状**
咳嗽、头晕头痛、水肿

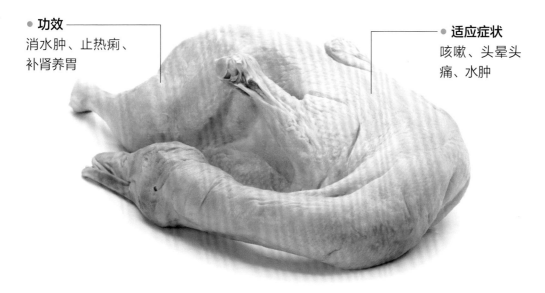

✅ 营养健康这样吃

夏季吃鸭肉有消暑滋阴、健脾化湿、补益虚损的作用，但是若有因受凉引起的食欲不振、腹部疼痛、腹泻清稀、腰痛、痛经等症状时，则不宜食用。

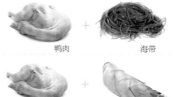

鸭肉 + 海带

两者煲汤炖食，有软坚散结之效。

鸭肉 + 竹笋

两者煲汤炖食，有助于预防老年性痔疮出血。

🥄 营养学家这样说

鸭肉食用宜忌

● 鸭肉适宜营养不良、体内有热、上火和水肿的人食用；尤其适合高血压、低热、虚弱、食少、女性月经少、大便秘结、癌症、糖尿病、肝硬化腹水、肺结核、慢性肾炎水肿等患者食用。鸭肉不仅脂肪含量低，且所含脂肪主要是不饱和脂肪酸，食之能起到保护心脏的作用，因此，心脏病患者也适合适量进食鸭肉。但阳虚脾弱、外感未清、便泻肠风者不宜食用鸭肉。

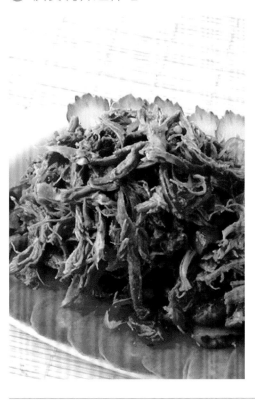

凉拌鸭丝

材料

鸭腿2个，黄酒5 mL，胡萝卜、黄瓜片各适量，青椒圈8 g，白糖2 g，酱油2 mL，醋3 mL，辣椒油4 mL。

做法

❶ 鸭腿洗净后放入锅中，放入黄酒、适量水，烧沸后小火炖30分钟关火，待鸭腿在汤中放凉后取出。

❷ 鸭腿去皮后，把鸭肉撕成细丝装入以洗净的胡萝卜和黄瓜片装饰的盘中，加调味料拌匀即可。

功效

这道美食营养丰富、美味可口，有补阴益血、清热利水的功效。

麻油鸭

材料

净鸭1只，白糖2 g，黄酒5 mL，酱油5 mL，醋5 mL，香油3 mL，青、红椒各10 g。

做法

❶ 鸭子放入沸水焯出浮沫后捞出沥水，切块；青、红椒洗净切圈。

❷ 锅中倒水，鸭肉块放入锅中，调入香油、醋、酱油、白糖、黄酒，烧沸后改小火焖至鸭肉酥烂。最后点缀青、红椒圈即可。

功效

这道菜酥烂可口、营养丰富，有健脾益胃、清热凉血的作用，还有助于调理气血。

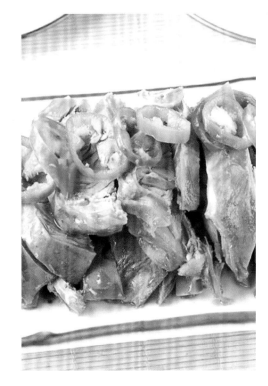

虾

养血固精、补肾壮阳

调节血压关键词：硒元素

虾富含硒元素。作为微量元素之一，硒具有抗氧化的功效，它也是分解过氧化脂质酶的重要成分。适量食用虾，可以预防动脉硬化和心肌梗死等病症，对高血压患者的健康有积极作用。

别名：海虾、对虾
性味：性温，味甘、咸
主产地：中国沿海海域
适宜人群：动脉硬化、冠心病、免疫力低下的患者

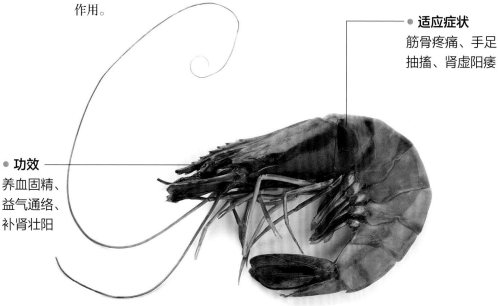

● 适应症状
筋骨疼痛、手足抽搐、肾虚阳痿

● 功效
养血固精、益气通络、补肾壮阳

✔ 营养健康这样吃

虾肉不易保存，新鲜的虾放入冰箱冷藏最多一天。颜色发红、壳肉变软的虾是不新鲜的，不宜食用。虾可能带有耐低温的细菌和寄生虫，不宜生吃，最好熟透后再吃。

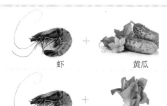

虾　＋　黄瓜

虾搭配黄瓜，有清热、利尿、补肾的食疗效用。

虾　＋　油菜

油菜消肿散瘀、清热解毒，虾养血固精，同食对人体尤为滋补。

🥄 营养学家这样说

如何选新鲜的虾

● 新鲜的虾肉质非常紧实，闻起来鱼腥味很淡。不要购买发软、发黏、肉和壳相互脱离及有刺鼻气味或长有黑色斑点（尤其在头部和身体相连的部位附近）的虾。
● 购买冷冻虾的时候，要购买没有变得干涩的那种。不要购买已经解冻过再冻起来的虾。

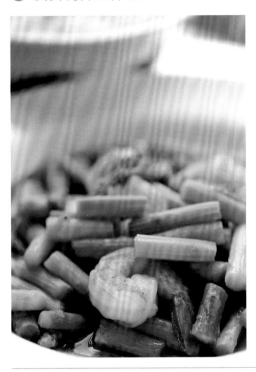

蒜薹炒虾

材料

虾 350 g，蒜薹 100 g，姜末 10 g，食用油 8 mL，食盐 4 g，鸡精 2 g。

做法

❶ 虾去泥肠，剥壳，留虾尾，洗干净后沥水备用；蒜薹择洗干净后切成小段备用。

❷ 炒锅中倒油烧热，放入姜末炒香，倒入虾仁迅速翻炒两下；放入蒜薹，以大火快速炒至蒜薹断生；调入食盐、鸡精炒匀即可。

功效

这道菜富含优质蛋白及镁、钙、硒、锌等营养成分，有健胃消食、强筋壮骨、壮阳益肾的作用。

炸鲜虾

材料

虾 300 g，白萝卜 50 g，面粉 30 g，蛋黄 8 g，食用油 10 mL，吉士粉 10 g，鲜贝露 10 mL，生抽 5 mL，鱼露 5 mL。

做法

❶ 蛋黄、吉士粉、面粉中加适量清水，搅成面糊；虾洗净剥壳，留虾尾；白萝卜洗净，去皮，切小段，摆盘。碗中调入生抽、鲜贝露、鱼露做成蘸汁。

❷ 锅中倒油烧热，虾裹上面糊，放入油锅炸至金黄色，捞出控油装盘，蘸汁食用即可。

功效

这道菜富含蛋白质、碳水化合物、多种矿物元素，营养丰富、鲜嫩美味、香而不腻，适量食用，对高血压患者有一定的补益作用。

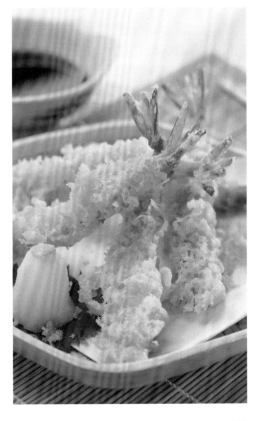

海参

补肾益精、养血润燥

调节血压关键词：氨基酸

海参中含有多种氨基酸、矿物质及微量元素，食用后有助于清洁血液、软化血管，还能有效预防高血压、心肌梗死、脑血栓等疾病。

别名：刺参、海鼠、海瓜
性味：性平，味甘、咸
主产地：西沙群岛、海南岛、雷州半岛
适宜人群：动脉硬化、高血压、高血脂、糖尿病、免疫力低下的人群

● **功效**
补肾益精、养血润燥

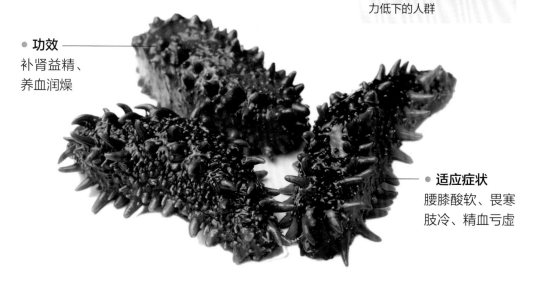

● **适应症状**
腰膝酸软、畏寒肢冷、精血亏虚

✔ 营养健康这样吃

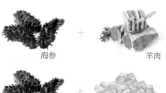

海参的吃法很多，可以凉拌，还可搭配糯米或粳米一起熬粥，也可与其他食材或药材一起煲汤。

海参 ＋ 羊肉
两者煲汤同食，有温肾助阳的功效，尤宜冬季食用。

海参 ＋ 冰糖
两者一同炖食，有补肾益精、养血润燥、平稳血压的效果。

● 营养学家这样说

常见海参及其抗癌功效

● 根据海参背面是否有圆锥肉刺状的疣足，可将海参分为"刺参类"和"光参类"两种。其中"刺参类"主要是刺参科的种类，"光参类"主要是海参科、瓜参科和芋参科的种类。

● 海参所含的钼元素能防治食管癌，硒化合物对肺癌、乳腺癌及结肠癌等都有一定的效果，其所含的酸性黏多糖能调节机体生理功能，有抑制癌细胞生长的作用。因此，海参也是适合癌症患者进补的好食材。

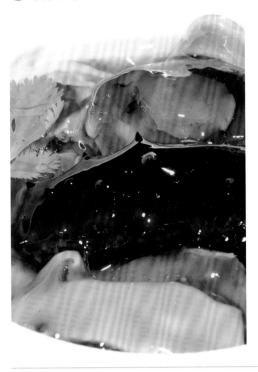

什锦海味盅

材料

海参150 g，墨鱼150 g，香菇、杏鲍菇片各适量，海虾200 g，食用油10 mL，食盐3 g，胡椒粉4 g，姜末15 g，香菜20 g。

做法

❶ 食材分别洗净，海参切片，墨鱼切条，海虾剥壳；香菜洗净切段。

❷ 锅中放油烧热，放入姜末炒香，倒入适量清水，放入海参、墨鱼、海虾和洗净的香菇、杏鲍菇片，大火烧沸后改小火，调入食盐、胡椒粉，撒上香菜即可。

功效

这道菜能提高人体免疫力，有助于延缓衰老、平稳血压。

木瓜炖海参

材料

木瓜1个，水发海参1个，小油菜50 g，枸杞子10 g，食盐4 g，水淀粉10 mL，熟猪油5 g，熟鸡油3 g。

做法

❶ 海参、小油菜洗净；木瓜去皮，去瓤，洗净，分两半，一半榨汁，一半做木瓜盅。猪油入锅烧四成热，放适量清水、海参、小油菜，焖至入味再捞出海参和小油菜放入木瓜盅，放枸杞子，木瓜盅入蒸锅蒸至熟。

❷ 鸡油烧六成热，倒入木瓜汁烧沸，调入食盐，勾薄芡，淋在海参上即可。

功效

这道菜有健脾和胃、养颜润肠的作用，有助于提高人体免疫力，是高血压患者的滋补佳品。

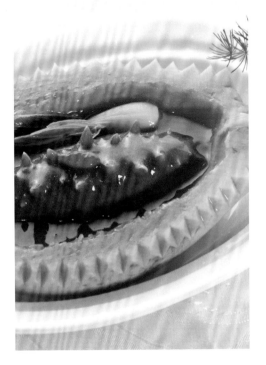

牡蛎

软坚散结、养血安神

调节血压关键词：牛磺酸

　　牡蛎中含有多种氨基酸、糖原及B族维生素等营养元素，适量食用牡蛎能提高机体免疫力。

别名：生蚝、蛎蛤、牡蛤、海蛎子

性味：性平，味甘、咸

主产地：广东、江苏、浙江、辽宁

适宜人群：病虚多热、惊悸失眠、高血脂、脂肪肝、风湿痛等人群

● **功效**

平肝潜阳、镇惊安神、软坚散结

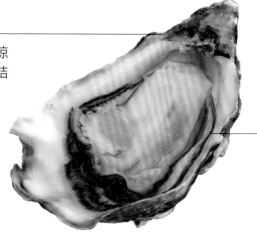

● **适应症状**

眩晕耳鸣、心悸失眠、乳房肿块、目赤肿痛

✅ 营养健康这样吃

　　牡蛎可生吃、煮食、凉拌、热炒、烤制，也可用来烹饪汤粥、面点等。生食通常会佐以柠檬汁、辣汁或鸡尾酒酱汁。熟食则可以用来煮汤或焗烤等。

牡蛎　＋　猪肉

搭配煮汤同食，可辅助调理阴血虚亏、营养不良等症状。

牡蛎　＋　海带

两者煮汤同食，可辅助调理体虚。

🥄 营养学家这样说

牡蛎壳妙用

● 牡蛎壳咸寒质重，入肝、胆、肾经，有平肝潜阳、益阴之功。可与龙骨、龟甲、白芍等配伍（镇肝熄风汤），可治阴虚阳亢、头目眩晕、烦躁不安、耳鸣等；或与生地黄、龟甲、鳖甲等同用（大定风珠），可治热病日久、真阴受损、虚风内动等。

● 心神不安、惊悸失眠者，可取牡蛎与龙骨相须配伍，治心神不安、惊悸怔忡、失眠多梦等症。

● 煎服时，取 9~30 g。外用适量。收敛固涩、制酸止痛宜煅后用。

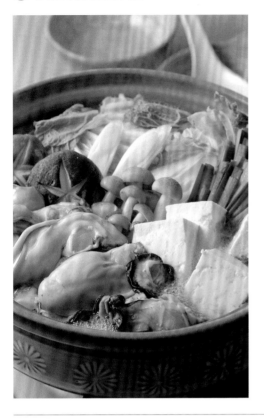

牡蛎汤

材料

牡蛎肉 300 g，娃娃菜 100 g，蟹味菇、鲜香菇、葱叶各 50 g，豆腐 100 g，高汤适量，食盐 4 g，白胡椒粉 3 g，料酒 4 mL。

做法

❶ 牡蛎肉洗净备用；娃娃菜洗净后切小片；蟹味菇、鲜香菇分别洗净，香菇切花刀；葱叶洗净，切段；豆腐洗净，切片备用。

❷ 汤锅内高汤大火烧沸后放入牡蛎肉和料酒，再次烧沸后放入蟹味菇、香菇花和豆腐片，中小火煮至熟透，放入娃娃菜片和葱叶段，调入食盐、白胡椒粉即可。

功效

这道汤菜有助于消脂，尤其适合肥胖的高血压患者。

鲜味菌焖饭

材料

粳米 250 g，牡蛎肉 100 g，香菇、口蘑各 50 g，蚝油 3 mL，食用油 3 mL，食盐 1 g，料酒 3 mL。

做法

❶ 牡蛎肉洗净，切碎；粳米洗净；香菇、口蘑洗净，切丁。

❷ 炒锅倒油烧热，倒香菇丁和口蘑丁翻炒后调入食盐、料酒、蚝油炒匀，再加水烧沸。牡蛎碎和粳米一起放进电饭锅，倒入烧好的菌菇汤，以煮饭程序焖熟即可。

功效

这款米饭具有高蛋白、低脂肪的特点，营养丰富。

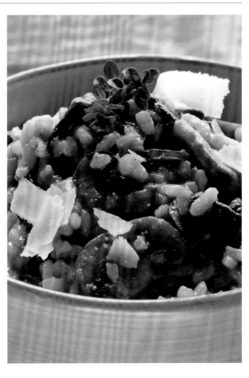

三文鱼

健胃和中、健脑润肤

调节血压关键词：不饱和脂肪酸

　　三文鱼富含不饱和脂肪酸，能有效减少血液中的胆固醇含量，适量食用，对心血管疾病患者有好处。

别名：北鳟鱼、大马哈鱼、罗锅鱼

性味：性平，味甘

主产地：黑龙江、乌苏里江、松花江上游

适宜人群：婴幼儿、学龄前儿童和久病体虚的人群

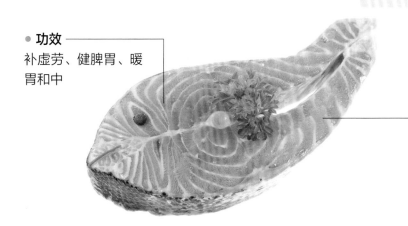

● **功效**
补虚劳、健脾胃、暖胃和中

● **适应症状**
心血管疾病、老年痴呆、视力减退

✔ 营养健康这样吃

　　三文鱼的做法有很多种，可以煎着吃、烤了吃，还可以生吃。生吃三文鱼，可能很多人不太习惯，但三文鱼确实是以生吃为主。熟吃的话，最好采取快速烹饪的方法，煮、蒸、煎都可以。

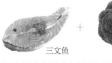
三文鱼

\+

西蓝花

西蓝花维生素含量丰富，与富含虾青素的三文鱼搭配，适合脑力劳动者。

三文鱼

\+

洋葱

二者共食，有健脾胃、暖胃和中的功效。

🍽 营养学家这样说

三文鱼趣闻

● 三文鱼的英文名为 Salmon，因其音似"三文"而得名，脂肪形成的橙白相间的多条纹理似乎也暗合了"三文（纹）鱼"这个称谓。三文鱼是世界名贵鱼之一，素有"水中黄金"的美誉，正宗三文鱼一般特指大西洋鲑。

● 大西洋鲑身体呈纺锤状，体背部呈银蓝色，侧线上方有黑色斑点，腹部两侧至腹部由银色逐渐变成白色。大西洋鲑的肉呈现特殊的橘红色，这是由于大西洋鲑能通过捕食小型甲壳类动物而将虾青素富集在肌肉细胞中的缘故。虾青素是一种类胡萝卜素，具有很强的抗氧化性。

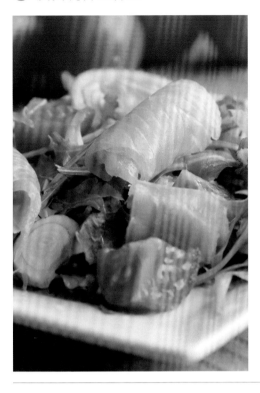

三文鱼沙拉

材料

三文鱼 300 g，洋葱 50 g，圣女果 50 g，芝麻菜 50 g，白糖 3 g，胡椒粉 6 g，生抽 4 mL。

做法

❶ 三文鱼洗净切片，用适量生抽、白糖腌 3 小时；洋葱洗净切丝；圣女果洗净切块；芝麻菜洗净。

❷ 胡椒粉放入碗中，调入剩余生抽制成调味汁。芝麻菜、圣女果块、洋葱丝、三文鱼片依次摆入盘中，淋入调味汁即可。

功效

此沙拉富含优质蛋白和膳食纤维，营养丰富，有助于润肠排毒、调养脾胃。

炒三文鱼片

材料

三文鱼 200 g，食用芦荟 100 g，苦瓜 50 g，葱花 8 g，白糖 2 g，生抽 6 mL，香油 3 mL，食用油 6 mL。

做法

❶ 三文鱼洗净切片；苦瓜洗净，去瓤，切片；芦荟洗净切块，用沸水焯至断生，捞出过凉沥水。

❷ 炒锅倒油烧热，放入三文鱼片、苦瓜片、芦荟块快速炒熟。

❸ 调入白糖、生抽、香油，撒入葱花，炒匀即可。

功效

这道菜营养丰富，尤其适合高血压、高脂血症和肥胖人士食用。

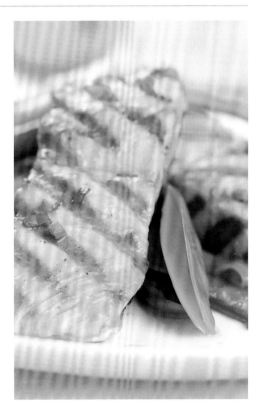

猕猴桃

生津止渴、和胃通淋

调节血压关键词：维生素C

猕猴桃富含维生素C、果胶和钾等成分，适量食用，可改善血液流动，阻止血液中的血栓形成。

别名：奇异果、毛梨
性味：性凉，味甘、酸
主产地：陕西、四川、河南、湖南
适宜人群：消化不良、食欲不振、便秘的人群

● 功效 ———
清热止渴、和胃降逆、调中理气

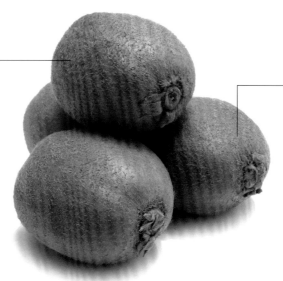

● 适应症状
消化不良、食欲不振、呕吐

✓ 营养健康这样吃

猕猴桃性凉，脾胃虚寒、经常腹泻和尿频的人群需要谨慎食用。猕猴桃不宜空腹食用，可以在每天饭前或饭后1~3小时吃。

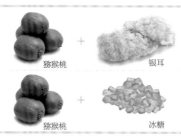

猕猴桃 + 银耳

两者搭配食用，有润肺生津、滋阴养胃的作用。

猕猴桃 + 冰糖

生津养阴，尤其适合高血压、冠心病患者。

☺ 营养学家这样说

猕猴桃食用宜忌

● 猕猴桃含有丰富的维生素C，能帮助人体组织维持良好的功能。猕猴桃还含有一种天然糖醇类物质——肌醇，对调节脂肪代谢和血脂有好处。胃癌、食管癌、肺癌、乳腺癌、高血压、冠心病、黄疸肝炎、关节炎、尿道结石患者，食欲不振者，消化不良者，老弱体虚者，情绪不佳者，可经常食用猕猴桃。脾胃虚寒者、腹泻便溏者，不宜食用猕猴桃。

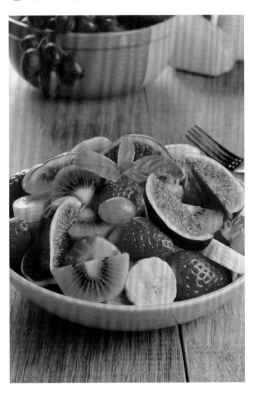

水果沙拉

材料

　　草莓 50 g，猕猴桃 50 g，香蕉 2 根，葡萄 100 g，无花果 1 个，蜂蜜 50 mL。

做法

　　❶ 草莓、葡萄用淡盐水浸泡 10 分钟后，清洗干净，将草莓对半切开；香蕉、猕猴桃分别去皮后，切成小块；无花果洗净，切成小块。

　　❷ 把所有材料放入大盘内，调入蜂蜜，拌匀即可。

功效

　　本品营养丰富、口感独特、开胃助食，有助于增进食欲、促进消化、润肠排毒。

猕猴桃汁

材料

　　猕猴桃 250 g，凉白开 400 mL。

做法

　　❶ 猕猴桃剥去外皮，洗净，切成小块备用。

　　❷ 把切好的猕猴桃块放入榨汁机中，加入凉白开后搅打成猕猴桃汁。

功效

　　这款果汁富含维生素 C、天然肌醇及膳食纤维等营养成分，有助于防癌、促进消化。

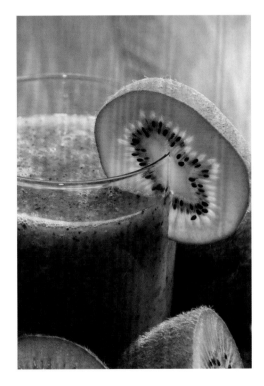

苹果

健胃除烦、生津醒酒

调节血压关键词：钾

苹果富含维生素C、果胶及钾等微量元素，有助于保护心血管，尤其适宜高血压和心脏病患者食用。

别名：柰子、平安果、记忆果、苹婆

性味：性凉，味甘、酸

主产地：东北、华北、华东、西南

适宜人群：患有慢性胃炎、消化不良、腹泻等疾病的患者

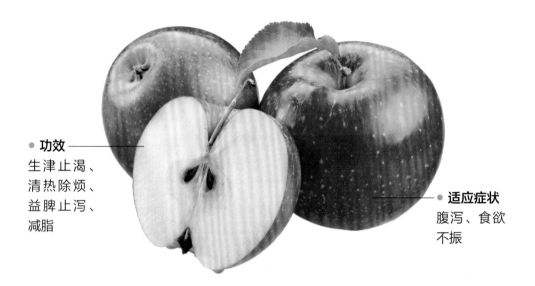

● **功效**
生津止渴、清热除烦、益脾止泻、减脂

● **适应症状**
腹泻、食欲不振

✔ 营养健康这样吃

除了生吃，苹果还可榨汁，或与其他食物搭配煲汤、熬粥等。食法不同，功效亦不同，苹果生吃或榨汁有解酒作用，与粳米一起熬粥则可健胃除烦。

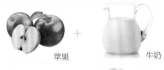

苹果 ＋ 牛奶

一起榨汁饮用，有清凉解渴、生津去热的功效。

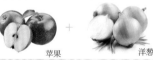

苹果 ＋ 洋葱

两者中均含黄酮类物质，一起榨汁饮用，有助于保护心脏。

⏱ 营养学家这样说

苹果可双向调节肠道

● 苹果中含有单宁酸、有机酸、果胶和纤维素等物质，前二者有收敛作用，后二者能吸收细菌和毒素，故苹果有止泻之效。同时，苹果中的粗纤维又可使大便松软，有机酸成分则能刺激肠道平滑肌的蠕动，均可促进排便。因此，苹果对轻度腹泻有止泻效果，对大便秘结者又有通便作用，可双向调节肠道。

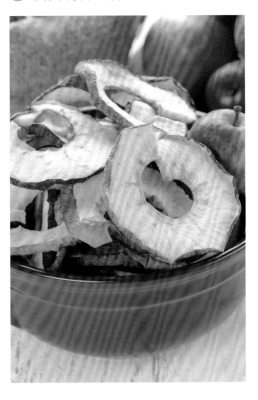

苹果干

材料

苹果 250 g，食盐 5 g，柠檬汁 5 mL。

做法

❶ 苹果放淡盐水中搓洗干净，挖核切片；以适量清水兑入柠檬汁和食盐，放入苹果片浸泡 2 分钟。

❷ 苹果片放在烤盘上，放入微波炉中，以中高火加热 5 分钟，直到苹果片脱水。

功效

常吃苹果干，有助于调节人体内不利于健康的胆固醇，平衡肠道菌群，防治腹泻。

苹果醋

材料

苹果 250 g，米醋 400 mL，冰糖 20 g。

做法

❶ 苹果洗净，擦干水，切小片。

❷ 广口玻璃罐洗净消毒，逐层放入冰糖和苹果片，倒入米醋，直至没过苹果片。

❸ 密封罐口，在阴凉处放 3 个月。

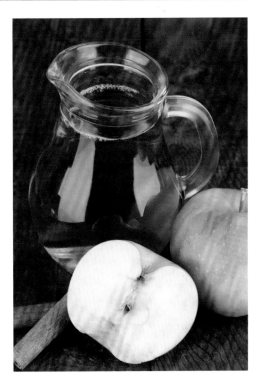

功效

此饮品富含果胶、维生素和矿物质，适量饮用，能帮助消化。

山楂

开胃消食、活血化瘀

调节血压关键词：黄酮类物质

山楂含有蛋白质、类胡萝卜素、山楂酸、钙、铁等成分，还有黄酮类物质，这类物质有活血化瘀的作用，能增强心脏功能，改善心律不齐等。

别名：红果、山里红、胭脂果
性味：性微温，味甘、酸
主产地：山东、河南、山西、河北、辽宁
适宜人群：高血脂、高血压人群

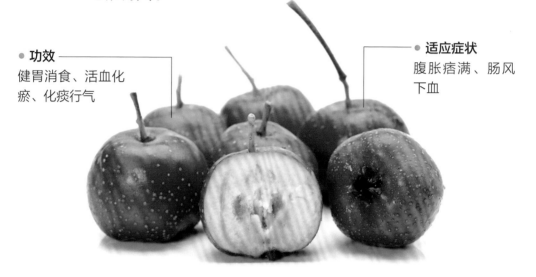

● **功效**
健胃消食、活血化瘀、化痰行气

● **适应症状**
腹胀痞满、肠风下血

✅ 营养健康这样吃

山楂不宜空腹食用，因为山楂含有大量酸性物质，能促进胃酸分泌，刺激胃黏膜。大量生山楂中的鞣酸若与胃酸结合，会生成一种难以消化的胃石，易引起胃病。

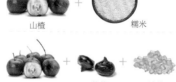

山楂　　糯米

一起熬粥食用，有开胃消食、化滞消积、活血化瘀之效。

山楂　　荸荠　　冰糖

一起煮水食用，有舒张血管的作用。

⏰ 营养学家这样说

山楂食用宜忌

● 一般人皆可食用山楂，尤其适合食后腹满饱胀、上腹疼痛者，高血压、冠心病、心绞痛、高脂血症、阵发性心动过速及各种癌症患者，月经过期不来或产后瘀血腹痛、恶露不尽者食用。老年人常食山楂，可增强食欲、促进消化、改善睡眠、调节血清胆固醇、预防动脉粥样硬化，对老年性心脏病患者也大有好处。但消化性溃疡患者、胃酸过多者及孕妇不宜食用山楂。此外，山楂含有大量的有机酸，如山楂酸，因此也不宜空腹食用。

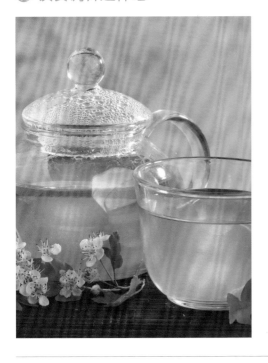

山楂茶

材料

山楂 50 g，绿茶 10 g。

做法

❶ 山楂用淡盐水浸泡 5 分钟后洗净，除去蒂和籽粒，掰成碎块。

❷ 山楂块放入榨汁机，加适量水榨成山楂汁。将绿茶放进茶壶中，沸水冲泡 20 分钟后，滤去茶叶，兑入山楂汁即可。

功效

这款饮品尤其适合高血压并发高脂血症、冠心病、动脉硬化的患者饮用。

山楂牛肉菠萝盅

材料

牛肉 500 g，山楂 100 g，菠萝 1 个，青椒适量，料酒 5 mL，食盐 4 g，蚝油 4 mL，淀粉 6 g，食用油 8 mL。

做法

❶ 菠萝洗净，对剖，挖出果肉做成菠萝盅，果肉切块；山楂洗净，切小块，去籽粒；牛肉洗净，切片，用食盐、淀粉、料酒、蚝油拌匀，腌 10 分钟；青椒洗净，切小块。

❷ 炒锅倒油烧热，倒入牛肉片、山楂块、菠萝肉炒 2 分钟，加入青椒块，加适量水煮熟，调入食盐，盛入菠萝盅即可。

功效

这道美食有健脾开胃的功效，有助于增进食欲、促进消化，并有补中益气的作用。

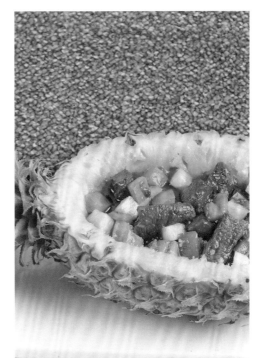

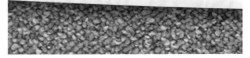

西瓜

清热祛暑、利尿除烦

调节血压关键词：维生素C

西瓜中含有大量水分，还有果糖和维生素C，并且不含脂肪酸，有清热解渴、祛暑除烦的作用。

别名：夏瓜、寒瓜
性味：性寒，味甘
主产地：新疆、河北、四川
适宜人群：有高血压、急慢性肾炎、高热不退等症状的人群

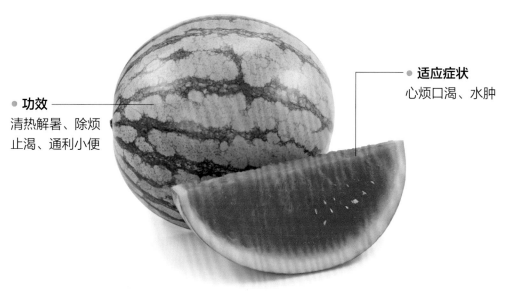

● **功效**
清热解暑、除烦
止渴、通利小便

● **适应症状**
心烦口渴、水肿

✔ 营养健康这样吃

西瓜不宜一次吃太多，否则易伤脾胃，脾胃虚寒、消化不良、腹泻的人更要少吃。晚上临睡前也不宜多吃西瓜，否则易使夜尿次数增加，影响睡眠质量。

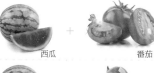

西瓜 ＋ 番茄

一同榨汁饮用，有瘦身减肥、预防中暑的功效。

西瓜 ＋ 大蒜

同蒸10分钟后食用，能起到清热利尿的作用。

☀ 营养学家这样说

西瓜的常见吃法和食用宜忌

● 西瓜瓤可直接食用，也可榨汁。西瓜白皮可以切成丝凉拌、清炒，也可以切成片做汤，剁碎做馅料，还可以做西瓜盅，或拿来擦脸，有美容养颜的功效。夏季食用西瓜时，要注意不宜食用刚从冰箱里拿出的西瓜。西瓜含有果糖，高血压合并糖尿病的患者要少吃。而且西瓜属寒性，吃多了易损伤脾胃，有慢性肠炎、胃炎等虚冷体质的人也不宜多吃。

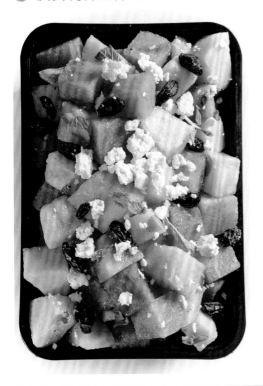

开胃沙拉

材料

西瓜 1 个，豆腐 100 g，哈密瓜 100 g，黑枸杞子适量，橄榄油 5 mL，生抽 3 mL，苹果醋 5 mL，柠檬汁 5 mL，蜂蜜 6 mL。

做法

❶ 西瓜去皮，瓜瓤切小块；哈密瓜去皮，去瓤，切小块；豆腐洗净切小块，黑枸杞子洗净，二者一起以沸水焯烫后捞出过凉沥水。

❷ 橄榄油加热后调入生抽、苹果醋、柠檬汁、蜂蜜制成调味汁。

❸ 所有食材放入大盘，淋上调味汁拌匀即可。

功效

此沙拉尤其适合肥胖者及高血压患者食用。

水果蛋卷

材料

鸡蛋 3 个，低筋面粉 100 g，玉米淀粉 50 g，西瓜、火龙果、芒果、香蕉各 50 g，牛奶 100 mL，食用油 10 mL。

做法

❶ 鸡蛋打成蛋液，倒入牛奶拌匀；低筋面粉和玉米淀粉混合过筛，倒入鸡蛋、牛奶混合液，搅成面糊；西瓜等水果分别取果肉，切小块。

❷ 平底锅预热，刷一层食用油，倒入面糊加热至蛋卷皮成型。将卷皮摊开，放上各种果肉块后裹起即可。

功效

这道点心营养丰富、香甜美味，具有开胃健脾、增进食欲、润肠通便的作用，适合高血压患者适量食用。

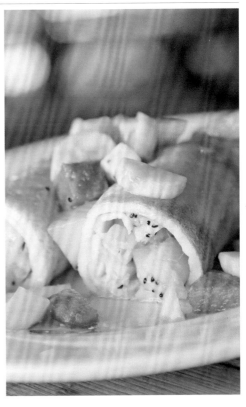

橘子

生津止渴、开胃理气

调节血压关键词：橙皮苷

　　橘子富含维生素C、黄酮类化合物、橙皮苷等营养元素，特别是其中的橙皮苷能加强毛细血管的韧性，有助于预防动脉硬化和心血管疾病。

别名：柑橘、蜜橘、黄橘、红橘
性味：性平，味甘、酸
主产地：四川、云南、贵州
适宜人群：咳嗽、食欲不振、高血压患者

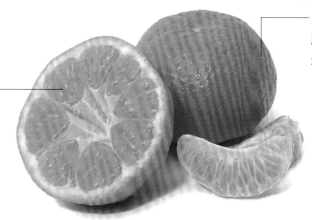

● **适应症状**
胸膈结气、呕逆少食

● **功效**
生津止渴、开胃理气

✔ 营养健康这样吃

　　橘子健脾润肺、止咳化痰、生津止渴，尤其适合老年人、急慢性支气管炎和心血管疾病患者食用。

橘子　＋　黄瓜

一起榨汁饮用，可有效缓解声音嘶哑症状。

橘子　＋　蜂蜜

用蜂蜜腌渍橘子，或一同制成糖橘饼食用，能缓解食后腹胀、咳嗽痰多。

◔ 营养学家这样说

柑橘类水果很适合老年人

● 研究发现，每天吃一个非柑橘类水果可以使发生脑卒中的危险率降低4%，而每天吃一个柑橘类水果则可以使发生脑卒中的危险降低19%，这说明柑橘类水果具有一定的心血管保护作用。

● 据报道，橘皮是平喘良药，因橘皮醇提取物可对抗组胺所致的豚鼠离体支气管痉挛性收缩。临床初步观察也能证明其对支气管哮喘有一定的疗效，因此，老年性气管炎患者可以适当饮用橘皮茶。

● 需要说明的是，进口的柑橘类水果价格昂贵，虽然口感可能更好一些，但所含的营养成分未必比价格便宜的国产品种更多。

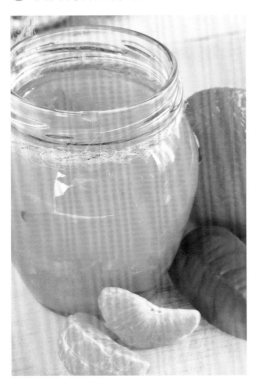

橘子果酱

材料

橘子 500 g，食盐 10 g，冰糖 30 g。

做法

❶ 橘子剥皮去籽，搅散果肉；橘皮洗净切丝，用食盐腌 10 分钟后洗净，挤干水分。

❷ 果肉连汁倒入锅中，加适量水，放冰糖和橘皮丝，烧沸后小火慢熬至黏稠状。广口玻璃罐洗净消毒，装入果酱后盖紧倒置，冷却后移入冰箱保存。

功效

本品营养美味、香甜可口，有开胃理气、润肺止渴的作用，能有效促进消化。

果味鸭脯

材料

鸭脯肉 300 g，鲜橘子汁 50 mL，红酒 20 mL，食盐 4 g，酱油 5 mL，食用油 8 mL。

做法

❶ 鸭脯肉洗净切块，沸水略焯，洗去浮沫。

❷ 炒锅倒油烧热，放入鸭肉块，煎至表皮变色，倒入红酒和橘汁。调入食盐、酱油，汤沸后以小火炖至鸭肉熟软即可。

功效

这道菜蛋白质含量丰富，脂肪含量较低，肉质鲜嫩，有补阴益血的功效，对高血压患者十分有益。

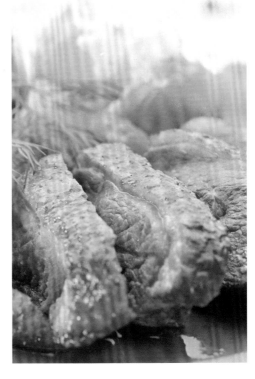

柚子

健脾消食、理气化痰

调节血压关键词：钾、橙皮苷

柚子富含钾元素，并且富含维生素C和橙皮苷，有健脾消食、理气化痰的作用，尤其适合高血压、心脑血管疾病患者。

别名：香栾、雷柚、胡柑
性味：性寒，味甘、酸
主产地：广东、广西、四川、陕西
适宜人群：咽喉疼痛、高脂血症、高血压、冠心病的患者

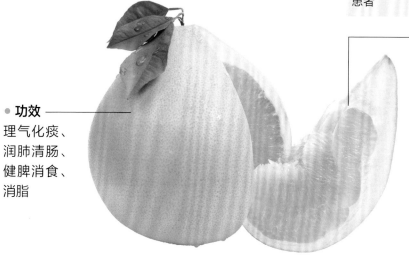

● **适应症状**
食欲不振、
消化不良

● **功效**
理气化痰、
润肺清肠、
健脾消食、
消脂

✓ 营养健康这样吃

柚子皮为中药化橘红的一种，具有理气宽中、燥湿化痰等功效。现代研究发现柚子皮在医疗保健方面有抑菌，调节血压、血糖和胆固醇的功效，适量食用，还能增强人体免疫力。

柚子　＋　猪肉

二者煲汤同食，可辅助调理肠胃不适、消化不良等症状。

柚子　＋　红糖

搭配煎水食用，有助于缓解胃气不和、呕逆少食等症状。

⏰ 营养学家这样说

柚子趣闻

● 柚子在亚洲的种植历史已超过4000年，在大多数亚洲国家都很受欢迎。柚子一般呈球形或梨形，不同品种的果实直径从 10~30 cm 不等，最重可达到 6 kg。柚子表皮厚实且不容易剥落，香味浓郁，颜色呈绿色、黄色或粉红色。柚子一般汁液较少，但果肉美味可口，或甘甜爽口，或酸性十足，有的有种子，有的则没有。柚子通常剥皮后直接食用，也可以糖渍或煮后食用，也有人喜欢将它剥皮去膜，加到水果沙拉或蔬菜沙拉里用作调味剂。

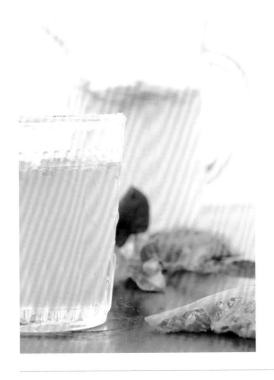

柚子果汁

材料

柚子1个，冰糖5g，雪碧200 mL，冰块5g。

做法

❶ 柚子剥去外皮，去除籽粒，留出果肉备用。

❷ 把柚子肉放进榨汁机中，加适量凉开水榨成柚子汁。

❸ 把冰块、冰糖放入柚子汁中，继续用榨汁机搅打均匀，然后加入雪碧混匀即可。

功效

这款果汁有止咳平喘、清热化痰、健脾消食、解酒除烦的功效。

蜂蜜柚子茶

材料

柚子500 g，冰糖10 g，蜂蜜10 mL，食盐适量。

做法

❶ 柚子用65℃热水泡5分钟，洗净擦干，将最外层的黄绿色皮剥下切丝，用食盐稍腌；果肉掰碎。

❷ 把柚皮丝、果肉、冰糖放入锅中，加适量水熬成黏稠状，稍凉后放入蜂蜜拌匀，装入干净的广口玻璃罐中密封保存，一周后取出，兑水饮用，即为蜂蜜柚子茶。

功效

本品清香可口，并伴有清热降火、美白祛斑、嫩肤养颜的功效，适合高血压患者适量饮用。

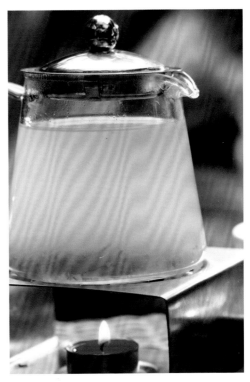

醋

活血散瘀、解毒杀虫

调节血压关键词：氨基酸

醋中含有多种味道鲜美的氨基酸，善用醋来增加菜肴风味，就可以减少食盐用量，醋是十分适合高血压患者的调味品。

别名：米醋、麦醋、曲醋
性味：性温，味酸
主产地：山西、浙江、四川
适宜人群：一般人群均可食用

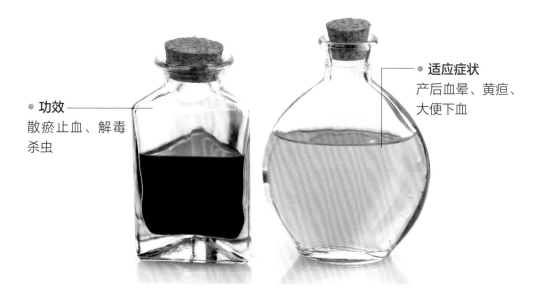

● **功效**
散瘀止血、解毒杀虫

● **适应症状**
产后血晕、黄疸、大便下血

✔ 营养健康这样吃

早晚各一勺醋，直接饮用或者调入凉拌菜中食用，保健功效不错。加热会在一定程度上降低醋的养生作用，像糖醋鱼等，经过高温加热，醋的保健价值会有一定的损失。

醋
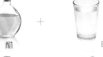
+
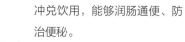
白开水

冲兑饮用，能够润肠通便、防治便秘。

醋
+

黄豆

一同煮食，适合肥胖人士和冠心病患者食用。

◕ 营养学家这样说

醋的食用宜忌

● 慢性萎缩性胃炎、白喉、麻疹、肾结石、输尿管结石、膀胱结石、癌症、高血压、小儿胆道蛔虫症、过敏、风疹等患者可经常食用醋，醉酒者也可食醋。但脾胃湿热、支气管哮喘、胃及十二指肠溃疡严重患者不宜食用醋，否则会加重病情。此外，正在服用某些药物者不宜吃醋，因为醋酸可能会使某些药物不能正常发挥作用。

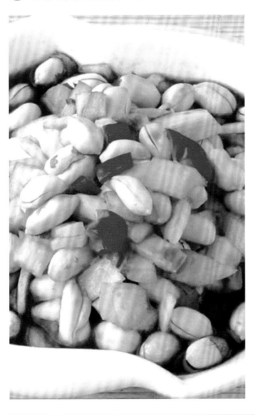

老醋花生

材料

花生仁 200 g，红辣椒 1 个，洋葱 1/2 个，葱花 5 g，香菜末 5 g，陈醋 50 mL，白糖 2 g，酱油 10 mL。

做法

❶ 花生仁洗净后煮熟，去皮；洋葱洗净后切小块；红辣椒洗净后切小片。

❷ 把陈醋、白糖、葱花和香菜末全部放入容器内，拌匀成调味汁。

❸ 把煮熟去皮的花生仁、洋葱块、红辣椒片依次放入盘中，倒入调味汁拌匀即可。

功效

这道小吃具有软化血管、开胃消食的功效，适合夏季食用。

醋拌彩丝

材料

紫甘蓝 100 g，胡萝卜 50 g，香菜段 20 g，绿甘蓝 50 g，蒜泥 10 g，食盐 5 g，陈醋 10 mL，香油 2 mL。

做法

❶ 食盐、陈醋、香油、蒜泥拌匀成调料汁；紫甘蓝和绿甘蓝洗净切丝；胡萝卜洗净切丝；香菜段洗净。

❷ 所有蔬菜放入盆中，淋入调料汁，拌匀即可。

功效

这道菜富含多种维生素、矿物元素和膳食纤维，有助于开胃健脾、润肠通便、排毒养颜、减脂瘦身。

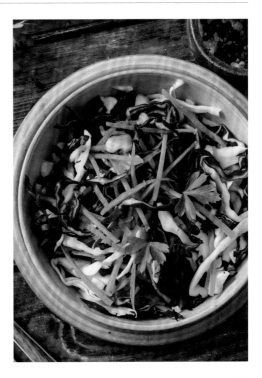

脱脂牛奶

补虚健脾、宁神助眠

调节血压关键词：钙

适量摄入含钙较多的食物，有助于维持血压稳定。最常用的补钙食品莫过于牛奶等乳制品。选择脱脂牛奶可以减少对脂肪，尤其是饱和脂肪的摄入。

别名：牛乳
性味：性平，味甘
主产地：全地各地
适宜人群：一般人群均可饮用

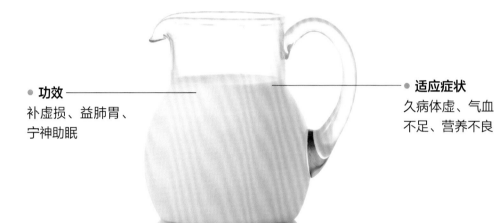

● 功效
补虚损、益肺胃、宁神助眠

● 适应症状
久病体虚、气血不足、营养不良

✔ 营养健康这样吃

脱脂牛奶适合老年人、血压和血脂偏高的人群，以及心脑血管疾病患者。晚上临睡前喝牛奶有助睡眠。肠胃不好的人可以将牛奶与粥类同食，有助于补充营养。

牛奶

粳米

一同熬粥食用，能补虚损、健脾胃、养五脏。

牛奶

生姜

生姜与牛奶同煮食用，有温胃健脾的作用。

● 营养学家这样说

牛奶的食用宜忌

● 体质羸弱、气血不足、营养不良、病后体虚及患有食管癌、老年便秘、糖尿病、高血压、冠心病、动脉硬化、高脂血症等病症者适宜食用脱脂牛奶。此外，吸烟的人易受支气管疾病的困扰，多喝脱脂牛奶可使吸烟带来的危害得到一定程度的减轻。

● 生长发育期的儿童适宜食用全脂牛奶。胃肠手术后不宜喝牛奶。患有流性食管炎、急性肾炎、胆囊炎、胰腺炎和溃疡性结肠炎等病症者及脾胃虚寒、腹泻便溏、痰湿积滞等人也不宜食用牛奶。

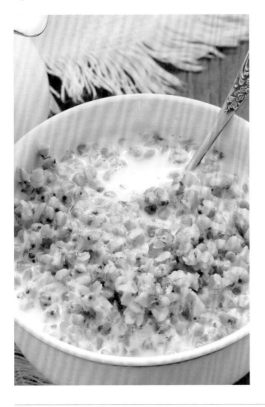

奶香麦片粥

材料

粳米、燕麦片各 50 g，脱脂牛奶 300 mL，白糖 5 g。

做法

❶ 粳米淘洗干净后，用清水浸泡 30 分钟。

❷ 把泡好的粳米倒入粥锅中，待大火烧沸后再改小火熬成米粥。

❸ 把洗净的燕麦片放入米粥中搅拌均匀，再倒入脱脂牛奶熬煮 10 分钟左右，调入白糖搅拌均匀即可。

功效

这款粥营养丰富，尤其适合冬季养生和老年高血压患者食用。

牛奶水果羹

材料

草莓 50 g，香蕉 50 g，苹果 50 g，蓝莓 50 g，脱脂牛奶 400 mL，白糖 10 g。

做法

❶ 草莓、蓝莓分别洗净沥水，草莓切成两半备用；香蕉剥皮，切小块；苹果洗净，削皮，去核后切小块。

❷ 锅中倒水，烧沸后放入准备好的水果，再倒入脱脂牛奶；再次烧沸后改小火熬至水果软烂，调入白糖即可。

功效

这道甜点营养丰富、口味香甜，有助于调理脾胃、滋养五脏、益气生血，适合高血压患者食用。

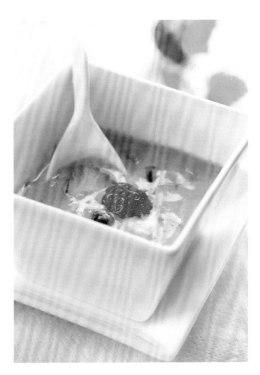

橄榄油

滋润皮肤、健脑润肠

调节血压关键词：角鲨烯

  橄榄油富含多种维生素，还含有角鲨烯这一珍贵营养成分，且不含胆固醇，适量食用，有利于高血压患者的身体健康。

别名：山榄油、青果油

性味：性平，味甘

主产地：意大利、西班牙、希腊等国

适宜人群：一般人群均可食用

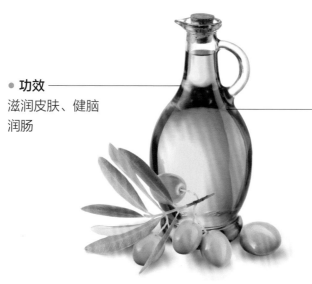

● **功效**
滋润皮肤、健脑润肠

● **适应症状**
皮肤粗糙、早衰

✔ 营养健康这样吃

  橄榄油带有橄榄果的清香，特别适合于制作沙拉和凉拌菜。橄榄油直接食用会使原有的特色发挥得更好。

橄榄油
+

面包

橄榄油广泛用于面点和甜点烘焙，味道比奶油好。

橄榄油
+

米饭

蒸米饭时，放入一茶匙橄榄油，可使饭粒更香、更饱满。

☺ 营养学家这样说

橄榄油的选购和存储

● 橄榄油最好的等级是初榨橄榄油。优质橄榄油大多油体清亮，呈黄绿色，颜色越深越好，其口感爽滑，但有瞬时的橄榄涩味。

● 因橄榄油中的果味易挥发，保存时忌与空气接触，忌高温和光照，且不宜久存。橄榄油最好装入密封玻璃瓶中，置于阴凉干燥处，可保存6个月左右。此外，橄榄油经加热后会膨胀，因此烹制菜肴时，需要的量会比其他的油少。

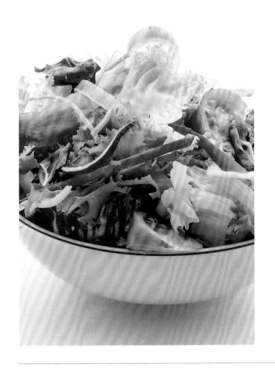

油醋汁沙拉

材料

紫甘蓝、苦苣、生菜、番茄、彩椒各50 g，橄榄油5 mL，白醋10 mL，蜂蜜3 mL，黑胡椒粉5 g，食盐5 g。

做法

❶ 所有蔬菜洗净沥水，紫甘蓝、彩椒切丝，番茄切块，苦苣和生菜撕成碎片，然后装入盘中。

❷ 把橄榄油、白醋、蜂蜜等全部调料放入小碗中，混合调匀，做成油醋汁，浇在混合蔬菜上，拌匀即可。

功效

这道菜营养丰富，热量低且富含膳食纤维，有助于润肠排毒、瘦身减肥。

什锦炒饭

材料

米饭200 g，鸡蛋1个，火腿50 g，莴笋、芦笋各20 g，食盐5 g，橄榄油6 mL。

做法

❶ 火腿切丁；莴笋洗净，去皮，切片；芦笋洗净，切段；鸡蛋搅打成蛋液。

❷ 炒锅中倒入一半橄榄油烧热，倒入蛋液迅速滑散并盛出。另起锅，锅中倒入剩下的橄榄油，油热后倒入米饭轻轻炒成散粒状，接着倒入全部食材翻炒至熟。撒入食盐，炒匀即可。

功效

这款米饭营养丰富、美味可口，能够促进食欲、补充体能，有助于消除疲劳。

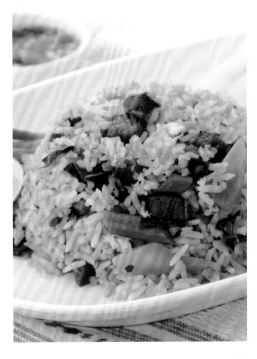

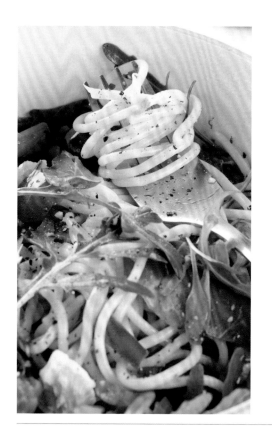

牛肉甘蓝意面

材料

意面 250 g，牛肉 50 g，彩椒 2 个，芦笋、芝麻菜、绿甘蓝各 50 g，淀粉 3 g，橄榄油 5 mL，食盐 5 g，黑胡椒粉 4 g。

做法

❶ 牛肉洗净切片，用淀粉、3 g 食盐腌 10 分钟；彩椒、绿甘蓝洗净后切块；芦笋、芝麻菜洗净后切段；锅中倒入适量清水，烧沸后放意面，煮熟捞出过凉沥水。

❷ 炒锅倒油烧热，放牛肉片、彩椒块翻炒，再放入意面、绿甘蓝块、芦笋和芝麻菜段快速炒片刻，调入剩余的食盐和黑胡椒粉即可。

功效

本菜品可促进人体对营养的吸收，对高血压者健康有益。

肉丝盖浇面

材料

面条 300 g，豆角 100 g，鸡胸肉 50 g，胡萝卜 20 g，酸菜适量，红辣椒 5 g，料酒 4 mL，酱油 6 mL，橄榄油 8 mL，食盐 4 g。

做法

❶ 鸡肉洗净切斜片，用料酒、酱油拌匀；豆角择洗干净，切丝；胡萝卜、红辣椒洗净，胡萝卜切丝，红辣椒切末。

❷ 锅中倒油烧热，放辣椒末炒香，依次放入鸡肉片、豆角丝、胡萝卜丝、酸菜，大火炒熟加食盐调味后起锅。面条放入沸水煮熟，捞入碗中。炒好的肉菜倒在面条上，拌匀即可。

功效

本品营养丰富、开胃助食，适合高血压患者食用。

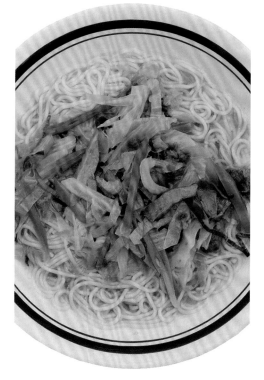

第四章

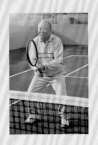 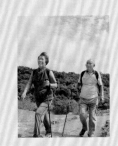 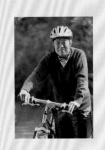

运动健身调血压

　　研究数据表明，普通人的收缩压通常在105～125 mmHg，而运动员的收缩压通常可以下降到85~105 mmHg。长期有规律地进行体育锻炼，有调节血压的作用。运动有助于调节人体内部器官机能，增强血管壁的弹性，改善中枢神经系统功能，对动脉血管有松弛作用，因此能有效调节血压。

运动是调养高血压的有效手段

运动不仅能有效预防高血压，还有助于提高降压药的药效。人们在预防时期即应该保持适度的活动量，坚持进行不同强度、不同种类的体育锻炼。平时也要养成利用空余时间锻炼的好习惯。

⊕ 运动能加速身体的自我修复

运动是人类回归自然最好、最美的形式。为什么说运动重要呢？因为运动能使人的心、肺等器官变得更强壮，令血液循环、消化、内分泌等系统运作协调，使肌肉、骨骼系统强健有力。运动还能使人精力充沛，一个人精力充沛，才能对生活充满爱，对未来充满信心。有一定负荷量的运动可以使心率增加，血管弹性增强。不过，同样的年龄和体重，进行同样程度的运动，高血压患者的血压和心率上升幅度较健康人大，因此，患有高血压、冠状动脉粥样硬化的人，既要坚持一定的运动，又要尽量避免剧烈的运动。

⊕ 中外医生都推荐运动养生

生命在于运动。这是人们在生活实践中总结出的宝贵经验。运动可活动筋骨、疏通气血、增强体质。古人曾说："一身动，则一身强。"即经常运功能带来身体健康。法国著名医生蒂索克也说："运动可以代替药物，而药物不能代替运动。"研究表明，运动能使大脑产生更多的神经营养素，这种化学物质不仅可以帮助脑细胞更好地代谢，还能增强心脏收缩力，提高心血排出量，促进脂肪分解；更能促进呼吸，增加红细胞携氧量，改善血液循环系统，使周身血液循环通畅，改善不良情绪，缓解生理及心理上的压力和疲劳。

⊕ 运动能令机体保持活力

延缓衰老主要是要延缓机体的"失用性衰退"，既可以采取主动运动的形式，也可以采用被动运动的形式。主动运动就是我们通常意义上的运动，如体力劳动、走路、散步、慢跑、快跑、长跑、骑自行车、游泳、体操、健身操、跳绳、举哑铃、俯卧撑、拉力器、武术、太极拳等；被动运动是指被动加强有氧代谢的形式，如通过理疗、电击、按摩、器械牵引等来达到运动的效果。坚持运动，能够令机体加快新陈代谢，保持旺盛的生命力。

✚ 健康运动应注意

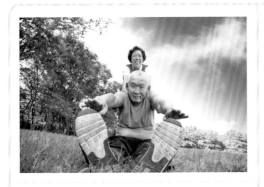

用运动调节血压要有度，运动强度应随着身体状况循序渐进。

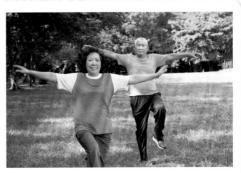

重视运动前的热身活动和运动后的放松动作，有助于增强心肌功能。

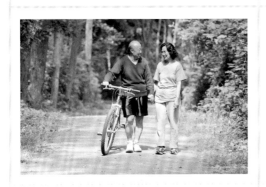

选择自己喜欢的运动，如步行、骑自行车等，都有益身心。

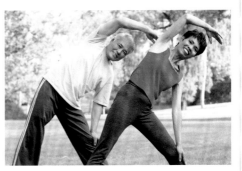

运动可以分多次进行，每次10分钟左右，注意劳逸结合。

✚ 坚持运动，效果显著

运动疗法贵在坚持，持之以恒才能获得良好的治疗效果。世界上没有任何一种运动和药物能够一次性地治愈疾病，尤其是高血压这样的慢性病，只有长期锻炼，才能重获健康。

按照计划坚持运动。 → 身体机能改善、血压平稳。

身体机能下降、血压不稳定，经常出现血压过高的状况。 ← 偷懒、放松对自己的要求。

了解自己的身体

　　"具体情况具体分析"，即要求患者必须首先了解自己的身体素质，有区别性地参考其他病例，与医生讨论之后，再有针对性地进行运动。只有这样做，才能实现利用运动起到调节血压的目的。

⊕ 了解自己是第一步

　　首先，了解你的血压。在没有使用降压药的情况下，收缩压 ≥ 140 mmHg，或者舒张压 ≥ 90 mmHg，就可以被归为高血压。如果有高血压病史，目前也正在服降压药，虽然血压低于 140/90 mmHg，也应被归为高血压。其次，了解你的身体素质。我们常说的身体素质一般包括心肺耐力、身体成分、肌肉力量、肌肉耐力和柔韧性五个方面，这五个方面可以反映身体健康状况。对高血压患者来说，身体素质较差具体指的是大多数患者的心肺耐力较差且其身体成分不合理。

⊕ 心肺耐力与身体成分

　　有研究数据表明，在其他条件均相同，一组心肺耐力较高、另一组心肺耐力较低的两组人群当中，心肺耐力水平较低的人群拥有较高的高血压发病风险。其实心肺耐力本身也有一定的变化规律，在人一生中，成年后的心肺耐力会随着年龄的增长而下降。经常从事体育锻炼的人比久坐少动的人心肺耐力好。而身体成分的不合理主要体现在高血压患者的身体脂肪，尤其是腹部脂肪含量较高，这直接导致该类人群的高血压发病率及致死率都高于健康人群，且"大腹便便"也是当前社会多种慢性疾病的诱因之一。

⊕ 避免掉进"运动陷阱"

　　有的患者降压心切，盲目加大运动强度，结果适得其反，不仅血压没降下来，还伤害了身体。运动一定要循序渐进，控制好运动量，不要盲目进行高强度和过量的运动。一般来说，每周进行 3 ~ 4 次有氧运动，每次持续 30 ~ 45 分钟即可。另外，高血压患者的锻炼关键在于选择什么样的运动和什么程度的运动，高血压患者的锻炼不是为了增加肌肉的力量，而是为了使心率下降、血压降低，更重要的是为了预防心脑血管疾病的发生。剧烈运动会使血压升高，因此高血压患者不宜进行剧烈运动。

❖ 给自己安全的健康护理

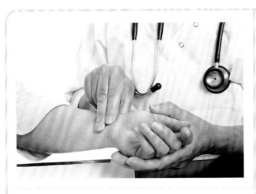

测量血压时情绪要稳定，避免心跳过快时测量。

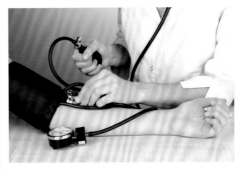

做好血压的自我监测，最好运动前、后各测一次血压。

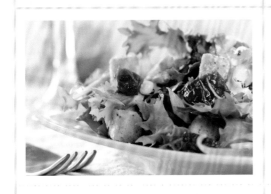

切忌空腹运动，以免发生低血糖。

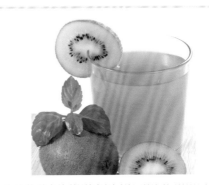

运动时会出汗，要记得及时补充水分。

❖ 小心不当运动伤身体

运动要因人而异，也要因时而异，不能盲目地跟随别人的运动节奏。只有适合自己身体的运动，才能起到强身健体的效果。下图是普通男性与女性的温和健身项目与时长建议。

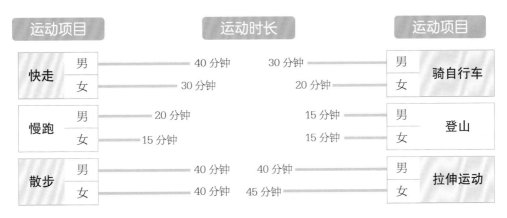

运动项目		运动时长		运动项目
快走	男 40 分钟	30 分钟	男	骑自行车
	女 30 分钟	20 分钟	女	
慢跑	男 20 分钟	15 分钟	男	登山
	女 15 分钟	15 分钟	女	
散步	男 40 分钟	40 分钟	男	拉伸运动
	女 40 分钟	45 分钟	女	

给运动定个目标

靠运动调节血压并非一朝一夕之功，需要制定易于实现的短期目标和带有明确方向性的长期目标。不同的运动可以制定不同的计划，如可以利用琐碎时间进行的运动，比如散步，只需定下长远计划即可，坚持即是胜利。

⊕ 养成记录的好习惯

想通过运动调节血压的高血压患者必须坚持自测血压，并在每次测量完血压后做好记录，这对于高血压的控制和治疗具有重要意义。高血压患者普遍需要长期治疗，同时需要根据血压值和并发症随时调整治疗用药及运动强度。因此平日里坚持自我监测，做好血压记录，能使医生更好地掌握患者的血压变化情况，及时调整治疗方案。

⊕ 不必担心血压的短暂上升

生活中的许多因素，如感冒、失眠、温差变化、紧张、发怒、喝咖啡及某些运动等，都可能引起血压暂时性地升高。遇到这种情况不必恐慌，只要消除了这些因素，血压自然就能降下来。

⊕ 长期坚持锻炼好处多

长期坚持运动的人血压和心率在静态时（安静状态）平稳，就是在运动的时候也会以平稳的状态增加，运动停止后能很快恢复正常。有一项研究将高血压患者随机分为两组，一组增加骑自行车的运动，每周3次，每次40分钟；另一组像以往一样，保持日常生活，不增加运动量。一周后，测量他们的血压并分析其结果，进行运动的一组患者的收缩压和舒张压都明显下降。长期坚持锻炼的人，血压及心率甚至血脂都能得到改善。锻炼使血清总胆固醇、低密度脂蛋白、中性脂肪都出现了下降，高密度脂蛋白则出现了增加。因此，锻炼可以在调节血压的同时减缓动脉硬化的进展。

运动可降低血液的黏稠度，这不仅可以预防脑血栓和心肌梗死的发生，而且对防止经皮冠状动脉成形术（PTCA）和冠状动脉旁路移植术（CABG，通常称为冠脉搭桥术）后支架或血管桥再狭窄，也十分重要。

➕ 运动法则要牢记

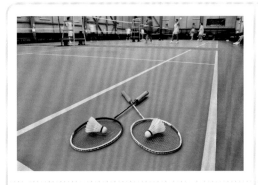

有氧运动是有效的健身方式，高血压患者应每周进行3~4次。

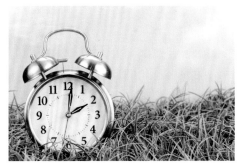

运动不少于30分钟，可一次完成，也可分两三次完成。

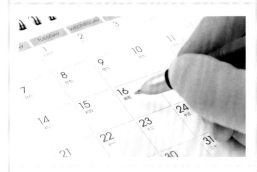

运动需要坚持，不宜半途而废，坚持运动才能起到好的健身效果。

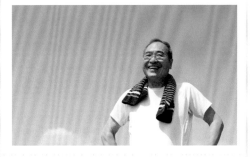

运动的量达到中等即可。中等量运动是什么意思呢？心跳＋年龄＝170。如某人今年50岁，运动时心跳达到120次/分，即进行了中等量的运动。

➕ 用计划表鞭策自己

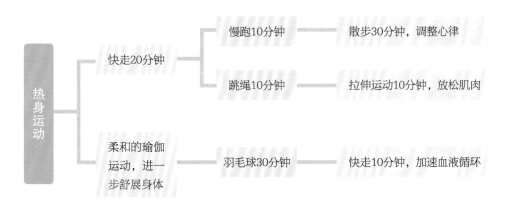

選择运动不能一概而论

运动项目因人而异

运动疗法对高血压的预防及治疗都有非常显著的效果，对患者恢复健康的重要性是显而易见的。在进行运动时，高血压患者要根据自身的身体条件和兴趣爱好，选择最适合自己的运动，才能达到更好的效果。

➕ 时刻关注血压变化

人在一天中的血压有波动。每个人的血压波动情况是不一样的，患者最好进行 24 小时动态血压监测，以了解自己的血压特点，关注自己的血压峰值时间段，这样才有助于更好地控制血压。

➕ 每天一小步，健康一大步

运动能帮助降低血压，但需要长期坚持。患者最好选择自己喜欢的项目，像跑步、散步、打太极拳、跳舞等，这些运动难度不大，容易坚持。在规划的一周运动项目中，还可以两三种不同的运动交替进行。如 2 次散步，1 次跳舞，1 次跑步或打羽毛球等。只要持之以恒，就能取得良好的效果。

➕ 太极拳是适合高血压患者的运动

太极拳之所以可以调节高血压，主要因其有疏通经络、平稳情绪、疏通血脉的作用，而这正是太极拳调节高血压的主要原理。如果人长期处于紧张状态或者经常情绪激动，就会使大脑皮层功能减退，从而导致皮层下神经中枢功能紊乱，引起全身小动脉痉挛，这是导致原发性高血压的病因之一。太极拳运动强度较适中，动作柔和，全身肌肉的调动自然，意到身随，如行云流水，发劲不猛，换招不急，整个套路没有特别过猛和过急的动作。打太极拳时要用意念引导动作，必须思想集中、心境平和，使人的身心都处于一种很放松的状态，这样有助于消除紧张情绪对人体的刺激，发挥人体自我调节和自我控制的作用，有利于血压下降。

太极拳独特的习练方式还有利于通经活络。太极拳强调全身心的放松，通过适当运动，增加经络传导速度和强度，有利于脉气在全身上下、内外的循环，有利于人体各系统的正常运行，使气血充盈全身，濡养各脏腑组织器官，维护机体功能，增强机体抗御病邪和自我修复的能力。

⊕ 选择项目有讲究

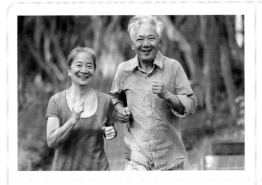

适量步行后，能使人体舒张压明显下降，不适症状得到改善。

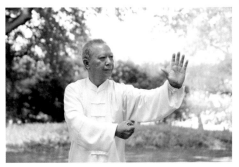

太极拳动作柔和、放松，能使血管松弛、血压下降。

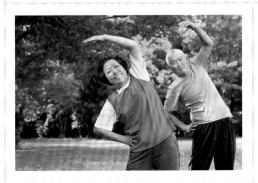

降压体操能使全身放松，令心境平和、血压降低。

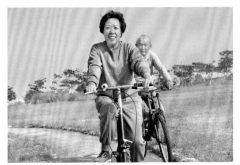

骑车能增强心肺功能，促进血液循环，调节血压，预防心血管疾病。

⊕ 运动疗法项目示意

患者A，性别男，45岁，身高175 cm，体重90 kg，长期从事办公室工作，运动量较小，身体素质较弱。

患者B，性别男，60岁，身高173 cm，体重60 kg，身体素质较好，有坚持户外锻炼的习惯。

A	B	C	运动顺序	A	B	C
拉伸运动	健美操	准备活动		准备活动	瑜伽	准备活动
快走	慢跑	太极拳		打羽毛球	太极拳	慢跑
散步	拉伸运动	散步		快走	拉伸运动	散步

健康运动，关键在适度

健康运动贵在长期坚持，量力而行，循序渐进，不宜一蹴而就。运动疗法有一个很重要的前提，即在饮食调理已经进行了一段时间之后，身体各项机能已能够承受压力时，再循序渐进地进行体育锻炼。

➕ 不必拘泥于单一项目

高血压是一种慢性疾病，很多患者都需要长期治疗，运动调节血压也需要长期坚持才能够见到成效。所以，患者在选择运动项目时，不仅要考虑自己的身体素质和病情，也要考虑自己的兴趣、爱好。有兴趣才能热爱，才能坚持。

有氧运动具有明显的平稳血压的作用。适合高血压患者的有氧运动很多，如散步、慢跑、打乒乓球、打羽毛球、打太极拳、练体操、骑单车、跳舞，等等。患者在进行体育锻炼时，可以选择自己感兴趣的几种项目每天交替进行，而不必拘泥于一种运动形式。

➕ 运动锻炼不可过量

中医认为，过量运动损伤肾精。肾为先天之本，肾精亏虚，则其他脏腑动力不足，易导致脏腑功能衰退。从生理角度，运动过量，营养物质供应不足，易发生组织、关节损伤及脏腑虚损；代谢废物不能及时排除，可引起肌肉酸痛、痉挛及脏腑损伤。因此，很多不重视保养的竞技运动员伤痛频发，运动生涯短暂。很多片面强调运动、过量运动、又不注重运动细节的人，常罹患股骨头坏死、关节炎等疾病。

➕ 健康运动需牢记的安全常识

适度、合理的运动强度更易于坚持，如果真的能够长期坚持，每天让身体出汗，可以使血管内壁光滑，血流通畅。这样既达到了运动目的，同时对高血脂、高血糖等也有很好的预防和调养作用。

- 运动时应选择适宜的场地，如平整的草地或泥土地，尽量避开坚硬的水泥地或石板地。
- 保持身心放松，不仅全身关节肌肉要放松，精神也要放松，同时身心协调，姿态、呼吸和意识要相互配合。

⊕ 运动中要注意这些细节

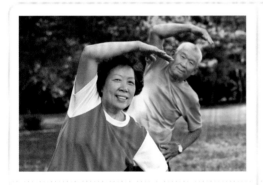

运动时既不宜空腹，也不宜吃得过饱，最好是在饭后2小时进行。

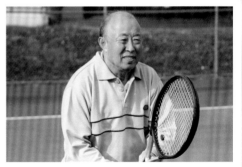

运动强度要合适。如果感到无力、恶心，则属于运动量过大，需及时调节。

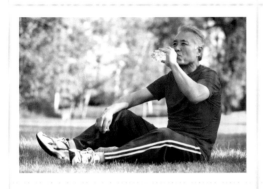

运动过程中大量出汗时，需要及时补充水分，避免脱水。

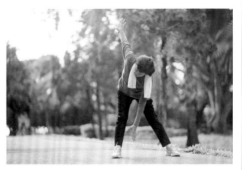

运动前可进行适当拉伸，能够在一定程度上保护关节和肌肉。

⊕ 以下不良习惯你有吗

除了每日必需的外出，从不主动进行户外活动。

虽然进行运功，但不遵循循序渐进的原则。

家务活总是推给家人做。

能搭电梯绝不走楼梯，能坐车绝不走路。

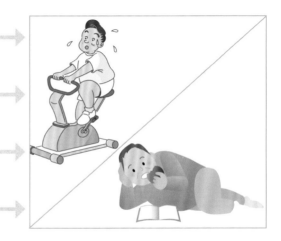

掌握事半功倍的科学运动方法

在运动前一定要做好热身，如压腿、弯腰、伸展运动等。准备活动能够拉伸肌肉、活动关节，让身体的温度升高，帮助身体逐渐进入兴奋状态，便于后续进行强度更大的运动。

➕ 让健康有"技"可循

不同的运动方式对血压有不同的影响，运动健康与否的关键就在于运动方案是否科学合理。目前提倡的有效运动方式是有氧运动，如慢跑、太极拳等。有氧运动强度较低，可持续时间较长，以有氧代谢为主要形式。它一般是全身性的运动，能够提高心肺功能。高血压患者可适量进行有氧运动，大约60%的患者在进行有氧运动后，血压都会下降或保持相对稳定；可选择每天步行3000米，大约走30分钟左右，一次走完最好，分2～3次完成也可以，每周运动3~4天。

➕ 在适宜的时间运动

已出现明显心血管病的人清晨不宜运动，因清晨起床后交感神经兴奋，心率加快，血液黏稠度高，是心脑血管意外的好发时间；适宜的运动时间是上午10:00～12:00和下午15:00～17:00两个时间段，因为此时段经太阳光照射，绿色植物发生光合作用已放出更多的氧气，外部环境中氧气浓度适宜，此时运动可提高人体的血氧饱和度，益于人体健康；在饱餐后、饮酒后、寒冬和凌晨应绝对避免运动。

➕ 科学运动与药物治疗

运动疗法并不是单独存在的治疗方案，高血压患者在运动的同时需要配合相应的饮食调理、药物治疗等其他治疗手段。体育锻炼与药物治疗之间是有明显的配合协同作用的，两者结合能够更快、更好地调整血压。有研究认为，一部分高血压患者在经过8周左右的体育锻炼后，若对自身血压控制较好，即可以在医生的指导下调整日常用药量。另外，一些药物可能会使正在服用此药物的高血压患者发生低血压的不良反应，如果因为运动改善了高血压状况，患者也可以在医生的指导下减少用药量。总之患者要适当地根据自身情况来制订运动计划。

科学运动小窍门

户外是从事有氧运动的最佳场所。高血压患者在选择锻炼场地时，仍然有一些事项需要注意。在高温天气下锻炼，要注意防止中暑，运动时要注意补水并避免强烈的阳光照射。在寒冷的季节锻炼，要注意保暖，防止受寒。锻炼时，尽量远离交通拥挤、人群密集、空气污染的地方，而应该选择空气清新、障碍物少、地势平坦、环境干净优美的空旷场所。

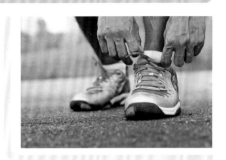

一双舒适的鞋子不会为双脚带来负担，还能起到缓解疲劳的效果。特别是进行跑步或球类运动时，应选择有减震作用的鞋子。

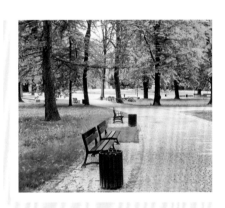

空气清新、环境优美的运动场所不仅会为运动带来一份好心情，也能够避免许多运动伤害。

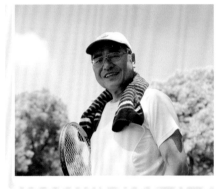

高血压患者在进行运动疗法时，要学会自我肯定，肯定自己一段时间进行的锻炼成果，使运动更有动力。

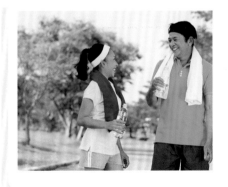

在高温天气下锻炼，要注意防暑，同时还需要细心观察自身情况。

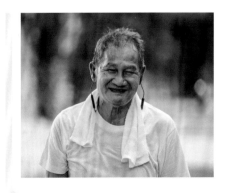

与朋友结伴运动是增添运动乐趣的好方法，也可一边听着喜欢的音乐一边运动。

充分接触自然能够愉悦身心

户外活动让身体充满活力

高血压患者可以经常结伴进行短程的户外旅行，如郊游踏青、赏花、登山，等等，能帮助患者开阔视野、愉悦心情，在不知不觉中放松紧张的神经，释放内心的压力，有助于调节血压并维持血压的稳定。

➕ 清新空气，愉悦心情

户外运动是一种非常不错的运动方式，高血压患者走进大自然，拥抱阳光，呼吸清新的空气，使身心得到放松，令心情愉悦，有助于平稳血压。更重要的是，户外运动还能帮助患者感受到生活和生命的美好，令消沉的心态变得积极，树立起战胜疾病的信心。

➕ 重视细节，让户外活动更安全

高血压患者在进行户外活动时，要注意场地周围的环境，尤其是气候变化。炎热的夏天应该选择较为阴凉通风的场地，同时要避免在温度较高的正午或闷热的下午进行运动。

冬天则需要注意保暖，预防冻伤。在寒冷的环境中，人体暴露在外面的部位，如脸、手等的温度会降低，但是人的体温远远高于外界的温度而保持正常，这与人体热量的丧失是通过热辐射的方式有关。人外出的时候，颈部和脚踝部皮肤常常因暴露在外而倍觉寒冷，围巾和高筒靴这时候就可以派上用场。运动时双手不能总放在衣袋里，因此运动时戴手套是十分必要的。

➕ 四季都适合的户外运动：步行

步行有慢速、中速、快速之分，每分钟 60 ~ 70 步为慢速，每分钟 80 ~ 90 步为中速，每分钟 90 步以上（或每小时 4 km）为快速。步行时，要求保持身体自然，抬头挺胸，两眼平视，呼吸自如，随着步伐的节奏，双臂自然而有规律地摆动；全身放松而行，根据患者个体情况决定步行速度快慢和时间长短，顺其自然，以身体发热、微微出汗为宜。建议刚开始锻炼时，速度为每分钟 60 ~ 90 步，每次步行 20 ~ 40 分钟，每日进行 1 ~ 2 次为宜。要求散步场地空气新鲜、地面平整，可在公园里、林荫道上或自己的住宅周围进行。步行运动时衣着应宽松舒适，可穿轻便的软底鞋，不要穿高跟鞋或皮鞋。

⊕ 动静结合，张弛有度

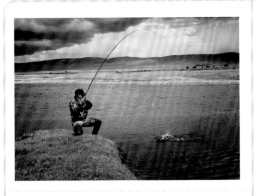

到平静的湖边钓鱼，呼吸新鲜空气，平稳血压效果明显。

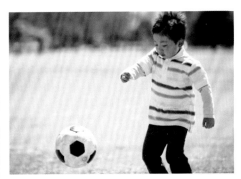

与儿孙一同踢球，仿佛又回到了年轻岁月，尽情享受生命美好，积极面对高血压。

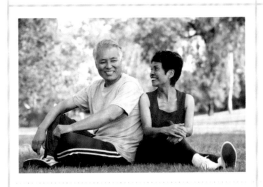

坐在草地上聊聊天，感受家人和朋友的关怀，轻松而愉悦。

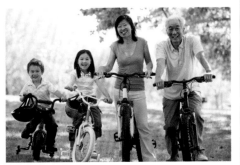

骑骑车、散散步，有动有静，有张有弛，平稳血压有信心。

⊕ 步行

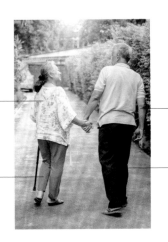

随着动作走势调整呼吸、平衡心境。

和缓地锻炼关节，可预防和减轻关节病痛。

动作带动身体、拉伸肌肉的同时牵引骨骼活动。

消除脂肪，提高血液中的含氧量。

告别虚弱体质的简单瑜伽

瑜伽是一种有益身心健康的运动，它通过运动与呼吸的配合，刺激腺体，按摩内脏，从而松弛神经、伸展肌肉、强化体质、平静心灵，来达到平稳血压的目的。在国内，瑜伽早已被应用于高血压的辅助控制上。

⊕ 让身体变年轻的瑜伽锻炼法

众所周知，呼吸是维持生命的重要元素，对高血压患者来说，坚持做深呼吸，有助于调节血压。高血压的发病与环境及自身因素密切相关，交感神经亢进、收缩血管的激素分泌增多，会导致外周动脉收缩、心脏射血阻力增大。深呼吸可以调节胸腔负压，增加回心血量；深呼吸还可以放松心情、缓解压力、降低交感神经兴奋性，由此扩张外周血管、调节血压。瑜伽中缓细深长的腹式呼吸法，有助于增强心肺功能、排出体内浊气、增强免疫力。瑜伽中的扭转、伸张、弯曲、倒立等动作，能舒张血管，加强血管壁弹性，使血管不易破裂，并能促进血液循环。瑜伽还能够帮助人体深度放松。所以，高血压患者练瑜伽，能有效平衡血压，预防多种心脑血管并发症。

⊕ 练习瑜伽，调节血压

现代研究显示，做瑜伽运动的人与接受一般医疗照顾的人相比，腰围、血压、血糖和体内的脂肪明显较低，用于清除体内血管中多余血脂的高密度脂蛋白胆固醇却相对较高。长期练习瑜伽，不仅可增加身体的灵活性和柔韧度，还可预防糖尿病、高血压、关节炎、动脉硬化、静脉曲张、哮喘等慢性疾病。长期练习瑜伽的人比普通人更易于控制心率和血压水平。瑜伽，不只是几十分钟的肢体动作，它还是一种健康的生活方式，能减轻压力，稳定情绪，令身体轻盈，令心情愉悦，保持体态年轻。经过长时间的锻炼，患者以往急躁的脾气会慢慢得到改善。

⊕ 显著疗效得益于正确方法

按照经典瑜伽理论，瑜伽的放松，不只是身体的放松，更是思想上的放松、心灵的放松。此外，冥想对控制血压也非常有益。但高血压患者练习瑜伽时，有些姿势在练习初期是不能做的，如头倒立、肩倒立等。

增强机体柔韧性的瑜伽动作

柔韧性是衡量一个人身体健康的重要标准之一。瑜伽中有许多动作都能够增强身体的柔韧性，如后仰式、弯曲前倾式、下狗式、轮式、桥式、侧腰式、前俯式等。所以，长期坚持练习瑜伽能够增强身体的柔韧性，使身体线条变得修长匀称，增强肢体的灵活度。同时，还能通过呼吸、冥想等练习，舒缓情绪、平和心态。

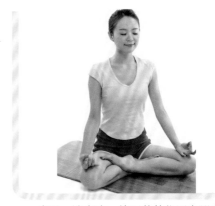

1

赤足，选家中一块平整的位置盘腿坐下，有专业的瑜伽垫最佳。上身挺直，双手置于膝盖，手心朝上，缓慢调整气息。

2

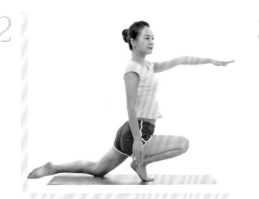

尽量向后伸腿的同时保持上身挺直，胳膊向着前方平举。此动作能够有效按摩腹部器官，增强两腿的肌肉力量。

3

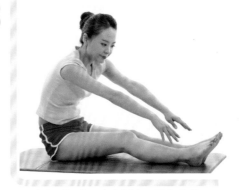

脚尖要绷直，上身挺直，避免驼背，双手尽量够向脚尖，眼睛盯着手指。此动作能够有效锻炼背部和腰部肌肉。

4

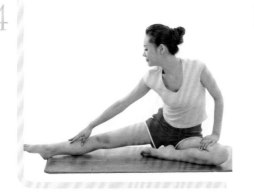

双腿打开，一侧腿伸直，另一侧脚部放置在对侧大腿根部，向一侧弯腰，用手触碰脚尖。

5

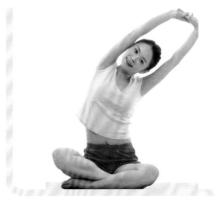

盘腿坐姿，双臂紧贴耳朵，从两侧举过头顶，上身保持挺直，双手握紧弯向一侧。

让运动融入生活

运动并不局限于健身场所，只要有心，就能让身体随时运动起来。日常生活中也有不少运动方式，如家务劳动。一些平日里富有娱乐性的休闲活动，如遛鸟、书法、绘画等，也属于另外一种运动形式。

➕ 再忙也要锻炼

运动不仅有助于平稳血压，还有助于预防心脏病、糖尿病、骨质疏松等症。运动能够让人感到快乐，增强自信心，有助于释放心理压力，缓解紧张情绪，防治抑郁症。不论有多忙，都应该尽量抽出时间来运动，只要坚持，就能获得运动带来的诸多好处。

➕ 小技巧让运动充满乐趣

有一些方法可以让运动充满乐趣。寻找伙伴一起运动，能消除孤独感，提升对运动的兴趣。穿一套时尚的运动服，一双舒适的鞋，能为运动带来好心情。选择多种锻炼方式，能避免单一运动带来的枯燥感，这些做法都能增加我们对运动的兴趣。

➕ 每天出去走一圈

根据中医原理，人体脚底共有100多个穴位，步行可以刺激这些穴位，调整神经机能，也能达到辅助调节血压的效果。步行的运动强度并不大，但在坚持走路一段时间后，人体血压会低于运动前的水平。长期坚持走路锻炼，可起到辅助降低收缩压和舒张压的作用。而且，步行可以缓慢消耗我们的脂肪，从而达到减肥的目的。因为肥胖的人发生高血压的概率更大，因此，单从减肥这一方面来说，走路也是有助于预防高血压的。

步行对各类高血压患者来说都比较适合。因为人步行的时候，能够使体内的血脂（胆固醇、甘油三酯）明显下降，从而改善血管壁弹性，还可以缓解中枢神经的紧张。高血压患者步行时长以每天20～30分钟为佳，走平路就走快点，走上坡的路速度就放慢点，时刻关注自己的心跳。

了解生活中的潜在运动

其实，运动并不局限在运动场所，在家中适当干一干家务活，也是一种良好的休闲运动。例如，在餐后洗碗刷锅，清理厨房，用拖把擦一擦家中的地板，帮助家人洗洗衣服并晾晒衣物，以及去超市或者菜市场采购生活用品、蔬菜水果等，都有助于消耗身体能量、活动肢体关节、促进血液循环。

1
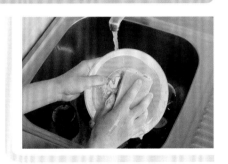

研究表明，类似刷碗的清洗类家务，能够帮助人们排解抑郁等不良情绪。

2
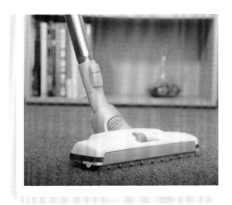

选择一个阳光明媚的日子，擦去家中窗户上的积灰，让心情随着窗户的越来越干净而越来越好。

3

扫地、清理地毯等需要弯腰进行的家务，能够锻炼人体腰部、腿部的肌肉，清扫半小时即能够消耗大量热量。

4
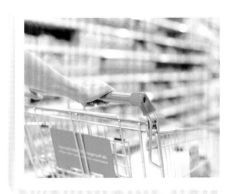

购物是众所周知的减压妙招，逛超市也是如此，即使什么都不买，单单逛一逛也能起到锻炼身体的效果。

5
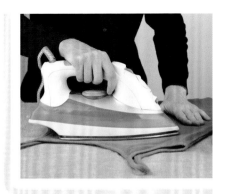

熨烫衣服时会锻炼到胳膊上一些平日里不经常使用到的肌肉。

➕ 运动配合饮食，效果加倍

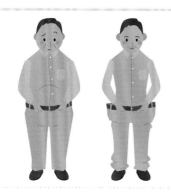

控制热量摄入，保持理想体重，是使血压平稳的重要措施之一。

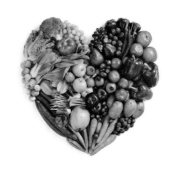

多吃富含维生素C的食物，如蔬菜、水果，有良好的调节血压的作用。

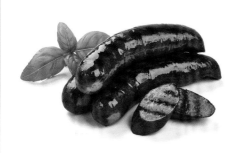

饮食要营养均衡，香肠、火腿、熏肉等高钠食物要尽量少吃或不吃。

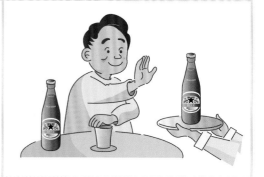

定期测体重和血压，随时调整饮食，保证饮食的合理性。

➕ 各类家务消耗热量一览表（kJ/60 min）

项目	热量	项目	热量	项目	热量	项目	热量
外出购物	1.3	洗菜	0.9	手洗衣物	1.3	熨烫衣物	0.6
整理床铺	0.7	做饭	1.3	机洗衣物	0.1	使用吸尘器	0.8
洗车	1.2	刷碗	0.8	擦地板	1.0	晾晒衣物	0.9
扫地	0.8	收拾杂物	1.1	擦门窗	0.9	侍弄花草	0.8

第五章

中医疗法稳血压

与高血压疾病有关的各种临床症状及相应的治疗方法，中医学文献中均早有记载，如"气机上逆"或"火邪上攻"，以致"血随之上犯作乱的病证"，讲的即是现代医学所说的高血压。高血压的主要临床证候及其并发症，在中医中被称为"头痛""眩晕""中风"等。《黄帝内经》中有"诸风掉眩，皆属于肝""髓海不足，则脑转身鸣"的记载，认为高血压导致的眩晕与肝肾疾病相关。

减轻血液对血管壁的压力

简单实用的按摩法

按摩，就是在人体一定穴位上运用推、拿、揉、压、搓、叩、打、动、滚、扳、捏、踩等手法，以达到舒筋、健体、防治疾病、延年益寿的养生目的，这是中医的一种保健疗疾方法。

⊕ 中医按摩的历史与发展

中医按摩的历史很悠久。原始社会时期，当人的身体某部位受伤出血，就会本能地用手按压止血。到了春秋战国时期，"神医"扁鹊已经开始用按摩为人治病。我国最早的医典《黄帝内经》中，也有专门论述按摩的篇章。到了秦、汉时期，按摩已成为一种主要的中医治疗方法。在魏、晋、隋、唐时期，中医馆开设了按摩科。宋、金、元时期，按摩被用于催产。明、清时期，按摩继续发展，各种按摩著作不断问世。现代，推拿按摩由于独特的医疗价值，早已广受瞩目，并进一步蓬勃发展。

⊕ 按摩功效知多少

用按摩防病、治病、健身益寿，在中国有悠久的历史。著名医学家孙思邈十分推崇按摩导引，他认为老人每日按摩三遍，则"一月后百病并除，行及奔马，补益延年"。经常摩面浴头，能使人的皮肤富有光泽，还能调节高血压。按摩耳部不仅可防耳病，还有助于全身经脉气血流畅，预防疾病；按摩腹部能帮助消化，有开胃健脾的功效。高血压患者进行专业治疗的同时，可采用多种按摩疗法进行辅助治疗。

根据中医的"平肝息风"理论，对人体太阳、百会、风池等穴位进行按摩，不仅可以促进微血管舒张，解除小动脉痉挛，而且能疏通气血、调和阴阳，对预防和治疗高血压有着十分明显的作用。按摩可随时随地做，老少皆宜。按摩方法简单，种类较多，好学易记，疗效显著。高血压患者如果习得一些日常按摩养生法，就可以缓解高血压症状和预防高血压并发症的发生。

⊕ 按摩保健法

高血压的发生受多种因素影响。按摩不但可以缓解患者的精神紧张，而且可以调节神经系统和内分泌系统，适当缓解血液对血管壁的压力，因此对调节高血压很有好处。按摩还可调节大脑皮层功能，改善脑内的血液循环，使微血管扩张，血流量增加。

按摩保健方法与技巧

按摩中最常用的两种手法是整体调节和局部刺激。整体调节主要作用在人体丰厚的肌肉和体表上，目的是刺激局部肌肉以扩张血管、增加血流量。局部刺激主要是刺激穴位，目的是直接刺激神经以达到扩张血管、缓解高血压症状的作用。

方法	按压法	滚动法	拍打法	摩擦法
适用部位	头面部	腰部	胸部	脚心
治疗特点	有效调控血压，让升高的血压缓缓下降	对血压具有很好的调控作用	简单易行，对高血压有良好辅助调理作用	促进血液循环，通经活脉，舒体强身
具体手法	用两手的手掌来回摩擦、按压头部两侧、头皮和额头	双手握拳，拳眼对着腰眼部位，稍稍用力地上下滚动	两脚自然开立，上肢右转，带动两臂弯肘，右掌心拍打心前区，左手背拍打心后区	仰卧，双足跟交替摩擦脚心，使脚心感到温热

中医按摩问答

 按摩应该顺时针还是逆时针？

 怎样按摩效果最好？

若为实证，如舌苔发黄、舌苔较厚、口臭、便秘，应顺时针按摩。若为虚证，如舌苔淡、舌苔较薄、容易腹泻，要逆时针按摩。日常保健，最好顺时针和逆时针各做一次。

在人体毛孔张开时按摩效果最好，因此按摩最好在洗澡、洗脚后进行，或者按摩前先用热毛巾敷一下相关部位和穴位。按摩要沿着肌肉的生长方向，每次按摩时间控制在5~20分钟。

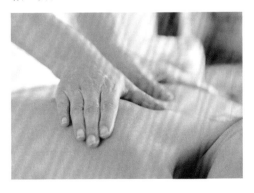

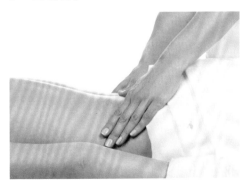

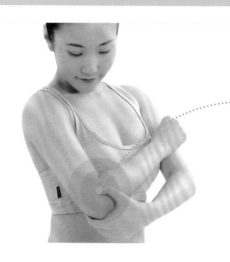

曲池穴

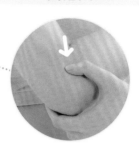

采取站立或者正坐的姿势，手臂弯曲，手肘处呈直角，在肘弯横纹的尽头处就是该穴位。

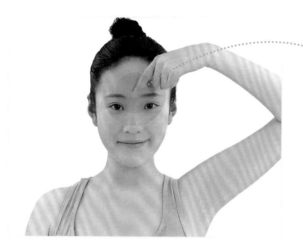

印堂穴

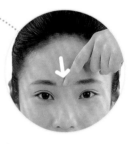

仰靠或仰卧，两眉头连线的中点。

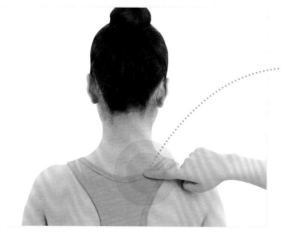

大杼穴

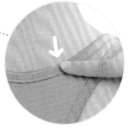

正坐或者俯卧，在背部正中督脉旁侧的膀胱经沿线上，第1胸椎棘突下面，陶道穴旁边的1.5寸处。

膀胱俞穴

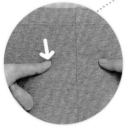

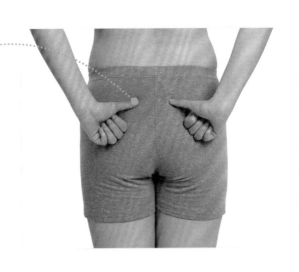

俯卧或者正坐，在背部正中督脉旁侧的膀胱经沿线上，第2骶椎棘突下，旁开1.5寸，平第2骶后孔。

太阳穴

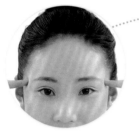

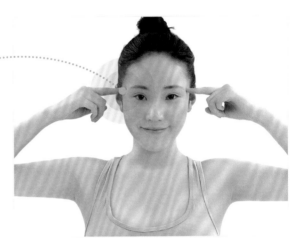

正坐或者仰卧，在前额的额骨眉弓外侧端旁边，有一可按取凹陷的部位，在凹陷正中就是该穴。

足三里穴

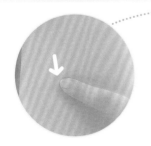

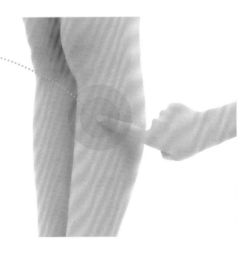

正坐屈膝，在外膝眼（也称犊鼻，即膝盖旁外侧的凹陷处）直下3寸，胫骨前嵴外1横指（中指）处。

女性经期不宜使用按摩保健法；久病体虚、过度劳累者也不宜进行按摩；一些出血病患者亦忌用。

简便易行、效果显著

古老又安全的刮痧保健法

刮痧疗法应用于高血压病的防治，能够缓解患者的后脑疼痛、晕胀、耳鸣眼花、注意力不集中、四肢麻木等症状。在进行刮痧治疗时，患者应保证充足的睡眠和清淡的饮食。进行刮痧疗法必须坚持两个疗程以上。

⊕ 刮痧的历史与发展

刮痧是砭石疗法中的一种，一直在民间流传。据说原始人类发明火的时候，发现用火取暖时，身体被火烤到的部位很舒服；后来又发现用被烤热的石头刺激身体，能缓解风湿痹痛、肿痛等病症；再后来，人们用烤热的砭石刺破身体脓肿部位，这就是刮痧的雏形。渐渐地，民间开始流传用铜钱、汤匙、玉器、纽扣等在皮肤表面相关经络部位反复刮动，直到皮下出现红色或紫色瘀斑，以此帮助治疗疾病。这种治疗手段经过历朝历代的发展，最后被总结成为中医刮痧疗法。

⊕ 刮痧保健疗效显著

刮痧疗法对高血压患者具有特殊的调理效果。首先，刮痧能够促进刮痧部位皮肤组织的血液循环，有助于活血化瘀；其次，刮痧能够帮助高血压患者调理脏腑功能，平衡体内阴阳，达到舒筋通络的目的。在刮痧过程中，患者身体的局部组织高度充血，血管神经受到刺激，血管扩张，这使得血液和淋巴液的循环速度加快，促使体内的废物、毒素被尽快排出，帮助高血压患者的组织细胞及时获得营养，以此净化了患者体内血液，增强了身体抵抗力，达到缓解病情、加快康复的目的。

⊕ 刮痧取穴的原则

刮痧取穴有四大原则，即局部取穴、远部取穴、对症取穴、痛点取穴。局部取穴是指在病患部位，就近选取腧穴刮痧，即在刮痧时可以取单一穴位，也可以同时取多穴位，取穴目的是调理病患处的经络，使气血通畅、阴阳平衡。远部取穴是在距离病患部位较远的位置取穴。对症取穴是针对某些具体症状的调理措施，通常只能缓解该疾病的某种症状，难以根治疾病，但也是刮痧治疗中必不可少的环节。痛点选穴即在具体疼病处刮痧，对扭伤、摔伤、痹证等引起的疼痛，通常有良好疗效。

刮痧保健方法与技巧

刮痧对高血压有不错的调理作用。中医学认为，高血压实为肝肾不足、虚阳亢盛所致。使用刮痧疗法刺激太溪穴、百会穴等均有保健效果。

方法	梳头法	头面刮痧法	揉压法	四肢刮痧法
适用部位	整个头、颈部	头顶、前额	耳部、眼部	腿部、上肢
治疗特点	扩张血管，缓解小动脉痉挛	刺激膀胱经和督脉	刺激小肠经和膀胱经，调理体内阴阳	四肢内外各有三条阳经和三条阴经，疏通经络
具体手法	前发际到后发际间，分别朝前、朝后各梳100下，再分别向左、向右各梳100下	头顶两膀胱经之间，从前额向后颈刮，左右各90次；前额中间分别向左、向右平刮60次	用刮板尖揉、压听宫穴100次，再揉、压睛明穴100次	膝盖以下的内、外两侧各刮90次；胳膊肘以下内、外两侧各刮90次

中医刮痧Q&A

 哪些人不适合刮痧治疗？

A 如果高血压患者伴有出血倾向，如存在血小板减少、过敏性紫癜等问题，则不适合刮痧。另外，心脏病患者也不适合刮痧。老年动脉硬化患者、糖尿病患者在刮痧时，用力不宜过大。

 刮痧调节血压要注意什么？

A 患者在刮痧的时候，要注意避风保暖，刮完痧后最好喝一杯热水。空腹的时候不宜刮痧。另外，刮痧帮助患者减轻了高血压症状后，仍需要坚持治疗。

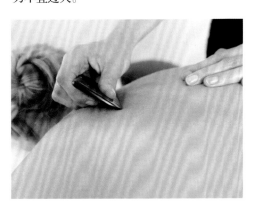

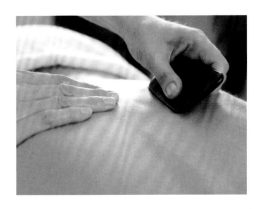

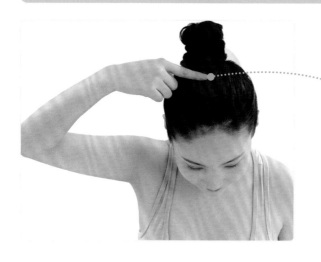

百会穴

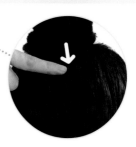

在头顶的正上方，头顶督脉的沿线，与左右两耳的耳尖之间的连线的正中点交会处，即是该穴位。

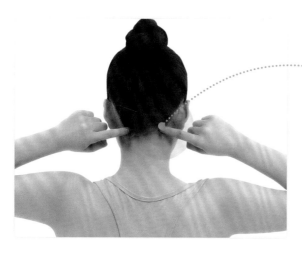

天柱穴

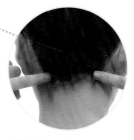

取穴的时候正坐，头稍微向前倾，在哑门（颈部第 1 颈椎下，后发际正中直上 0.5 寸处）旁开 1.3 寸处。

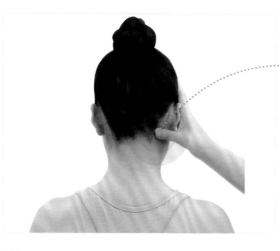

风池穴

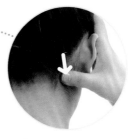

取穴时可以正坐或者俯卧，在颈项后枕骨下两侧的凹陷处，当斜面方肌上部与胸锁乳突肌上端之间。

肩井穴

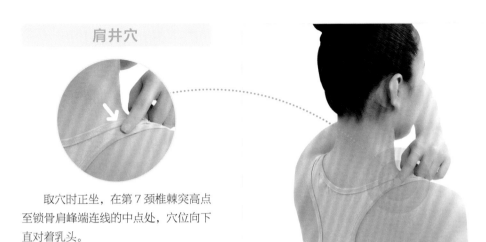

取穴时正坐，在第 7 颈椎棘突高点至锁骨肩峰端连线的中点处，穴位向下直对着乳头。

内庭穴

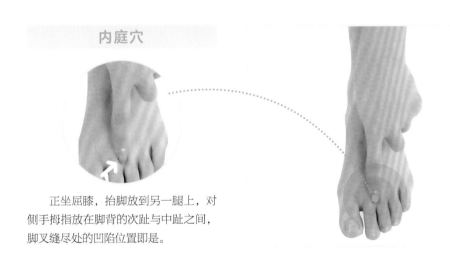

正坐屈膝，抬脚放到另一腿上，对侧手拇指放在脚背的次趾与中趾之间，脚叉缝尽处的凹陷位置即是。

人迎穴

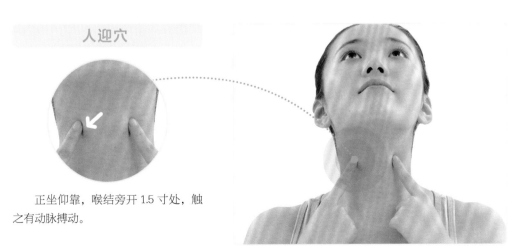

正坐仰靠，喉结旁开 1.5 寸处，触之有动脉搏动。

温润除湿的艾灸保健法

艾灸在中医里属于较为温和的治疗手段，能够起到平肝潜阳、祛痰化浊的良好作用。在治疗过程中患者需要保持舒畅的心情、充足的休息。艾灸疗法男女均可使用，亦可用于肤灸。

⊕ 艾灸的历史与发展

远古时期，当人类开始懂得利用火后就逐渐发现，把树木等植物点燃后用来灸病患处，能祛除寒邪、缓解痛苦。后来，人们又在实践中发现，在所有植物材料中，用艾叶灸疗的效果最好。于是，艾叶就日渐取代了其他灸治材料。艾灸发展的最初，人们大多采用艾炷直接灸的形式，还推崇用化脓灸帮助保健和预防疾病。到了今天，不仅有艾灸盒、艾灸器、火龙罐等工具，也有了艾条灸、药条灸、隔姜灸、食盐灸、附子灸等多种灸法，使艾灸疗法得到了极大的发展。

⊕ 艾灸保健疗效显著

人体正常的生命活动离不开气血的作用，气血的循环在极大程度上又受温度影响。艾灸通过对人体进行温热的刺激，帮助人体温经通络、祛除邪寒，达到促进血液循环、调节血压的目的。艾灸不但可以调节高血压，还有助于预防高血压，有很好的养生保健作用，这是因为艾灸能够使人胃气盛、阳气足、精血充，增强了高血压患者身体的抵抗力，有防病保健的效果。另外，艾灸还能够帮助高血压患者调理亚健康的身体状况，如腰膝酸软、失眠健忘、颈肩疼痛、月经不调等，都能通过艾灸得到不同程度的改善。艾灸更有助于调理阴阳、补充身体阳气。

⊕ 艾灸取穴的方法

艾灸取穴有三种主要方法：体表标志法、指寸法和经验法。体表标志法是以五官、毛发、指甲、乳头、肚脐或关节、肌肉等活动时产生的孔隙、凹陷等为依据取穴，如两眉中间为印堂穴，两乳头水平连线中点为膻中穴等；指寸法是指以骨度分寸和体表标志法为基础，以施术者本人或被施术人的手指为测量标准取穴，如拇指同身寸法；经验法是人们在长期实践中积累起来的一种取穴方法，如直立垂手，中指指端所指处即为风市穴等，这是一种最简单易行的方法。

艾灸常用保健穴位及取穴技巧

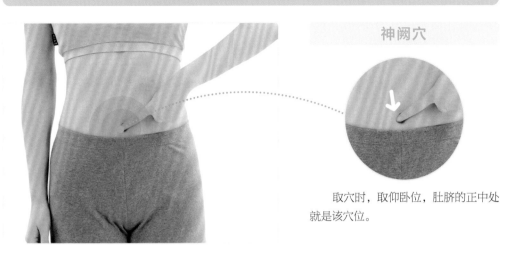

神阙穴

取穴时，取仰卧位，肚脐的正中处就是该穴位。

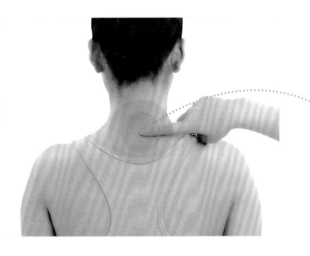

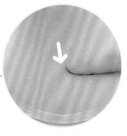

大椎穴

俯伏或正坐低头，后正中线上，颈后隆起的最高点处（头部俯仰转动时，此点可随之屈伸转动）下面的凹陷处。

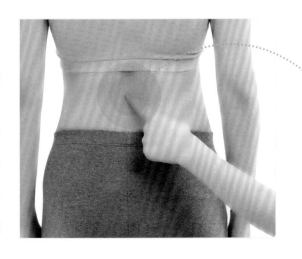

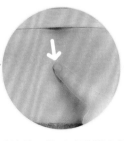

命门穴

正坐姿势，伸两手至背腰后，大指在前、四指在后。左手中指指腹所在位置的穴位即是。

搓脚心，稳血压

在家就能操作的足疗保健法

足部按摩，可随时随地做，不受时间、地点限制。按摩方法也比较简单，种类较多，好学易记，疗效显著，适合自己或者家人在家来做。学习一些足部按摩法，对中老年养生保健、调理高血压及其相关疾病大有益处。

⊕ 足疗的历史与发展

在远古时代，人们没有鞋子，所有的人都是赤脚。当时人们发现舞蹈能使身体产生热量，并且能振奋精神、解除疲劳。这也许就是足部按摩的雏形。后来，人们通过反复实践，发现规律，即形成摸脚诊病和足部按摩治病强身的基础。

《黄帝内经》中早就有对足疗的论述。《史记》中有上古黄帝时代名医摸脚治病的记录。足疗在汉朝得到了很大的发展，汉高祖刘邦就有洗脚嗜好，《史记·高祖本纪》记载："沛公方踞床，使两女子洗足。"这是说刘邦坐着让两个女子替他洗脚。名医华佗在《华佗秘籍》中将其称为"足心道"。

⊕ 按摩涌泉穴调理高血压

涌泉穴是人体足底穴位，为全身俞穴的最下部，是肾经的首穴。《黄帝内经》中说："肾出于涌泉，涌泉者足心也。"意思是，肾经之气犹如源泉之水，来源于足下，涌出灌溉周身四肢各处。所以，涌泉穴在人体养生、防病、治病、保健等各个方面都很重要。中医的经络系统是运行全身气血、联络脏腑肢节、沟通上下内外的通路。通过推搓涌泉穴，可以达到对肾、肾经及全身整体性调养的目的。

⊕ 足浴疗法调节血压

人的脚部是足三阴经的起始点，又是足三阳经的中止点，踝关节以下就有 60 多个穴位。如果经常用中药泡脚，也能刺激足部穴位，促进血脉运行，达到强身健体、祛除病邪的目的。足浴时，水温一般保持在 36 ~ 43℃，太高太低都不好。泡脚的水量有 2 种处理方式：一种是先用浓度较高的药液泡双脚，逐渐添加热水，直至没过脚踝部，再浸泡 1 ~ 2 分钟；另一种方法是直接将药液稀释到能没过脚踝部的水量，双脚放在药液中浸泡 5 ~ 10 分钟。泡脚后用手按摩脚心。

足疗常用保健穴位及取穴技巧

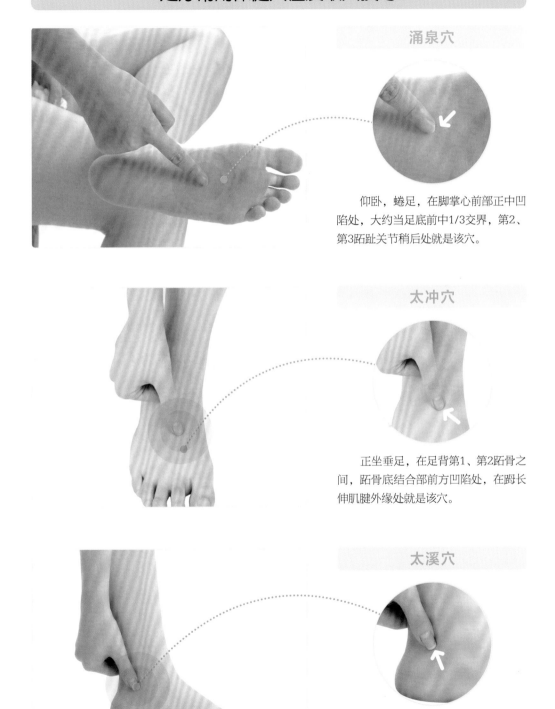

涌泉穴

仰卧，蜷足，在脚掌心前部正中凹陷处，大约当足底前中1/3交界，第2、第3跖趾关节稍后处就是该穴。

太冲穴

正坐垂足，在足背第1、第2跖骨之间，跖骨底结合部前方凹陷处，在姆长伸肌腱外缘处就是该穴。

太溪穴

取穴时正坐或者仰卧，在内踝后缘与跟腱前缘的中间，与内踝尖平齐处就是该穴位。

品出健康的茶疗保健法

饮茶是我们中华民族的传统，茶的作用有很多，对症饮茶，可以起到缓解疾病的功效。高血压是中老年人常见病，患者除了应坚持药物治疗外，经常喝茶也能起到很好的辅助调理作用。

➕ 什么是茶疗

茶疗是指用单味的茶叶，或者在茶叶中添加适量的中药成分，通过冲泡茶饮的方式实现养生保健、防病治病的方法。茶疗有狭义茶疗和广义茶疗之分。狭义茶疗是指用单味茶叶冲泡茶饮治疗疾病的方法；广义茶疗是指用复方茶叶冲泡茶饮治疗疾病的方法。明代大医家李时珍曾经在《本草纲目》中记录："诸药为各病之药，茶为万病之药。"由此可见，茶疗有助于人体防病治病、养生保健。

➕ 悠久的历史传承

据传说，茶疗最早始于神农氏。《神农本草经》中记载："神农尝百草，日遇七十二毒，得茶而解。""茶"就是今天的茶，这是中国关于茶疗的最早记载。公元 992 年，宋朝太医院组织名家编著的《太平圣惠方》中记载了许多药茶的配方。公元 1078 年，宋朝太医局主持编写《和剂局方》，此书中也对药茶作了相关介绍。元朝时，邹铉增编著了《寿亲养老新书》，记载了两个专门用来防治老年病的药茶：槐茶和苍耳茶。明清时，茶疗风气盛行，药茶种类不断被充实。

➕ 茶疗保健小常识

- 临睡前不要喝茶。茶叶中的咖啡因和芳香物质都是兴奋剂，饮茶过多、过浓会使神经及大脑兴奋，心跳、血流加快，久久不能入睡。
- 高血压患者不宜大量饮浓茶。若饮过多、过浓的茶，由于咖啡因的兴奋作用会引发血压升高，不利于健康。

中国六大茶类

绿茶

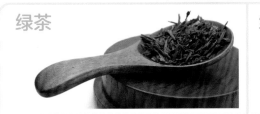

基状：此茶的叶底是以绿色为主基调，故名绿茶，泡出来的茶汤也呈黄绿色。

茶性：绿茶属于不发酵茶，保留了较多的鲜叶天然物质，富含叶绿素、茶多酚、儿茶素等营养成分，但较寒凉。

疗效：清热生津、利水解毒。

红茶

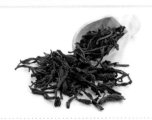

基状：无论是茶叶颜色还是茶汤色泽，都以红色为主色调。品种繁多。

茶性：红茶属于全发酵的茶类，茶多酚减少了90%以上，也产生了茶黄素、茶红素等新的营养成分，香味明显、口味醇厚。

疗效：促进食欲，有助于胃肠消化，能够消除水肿。

黑茶

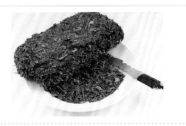

基状：黑茶的成品茶外观颜色呈黑色，故得此名。制茶的工艺一般包括了杀青、揉捻、渥堆和干燥这四道工序。

茶性：黑茶含有丰富的营养成分，其中维生素和矿物质这两者最为主要，西北地区的居民对黑茶有"生命之茶"的赞誉。

疗效：调理习惯性便秘、滋养秀发、缓解疲劳。

白茶

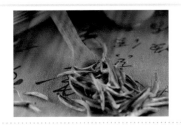

基状：与黑茶刚好相反，白茶的成品茶外观为白色，茶汤黄色清澈。

茶性：白茶滋味清淡，属于轻微的发酵茶，是十分珍贵的茶品，具有独特的保健作用，药性上佳。

疗效：平肝益血、解酒醒酒、明目健体。

黄茶

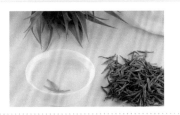

基状：黄茶很明显的特点即"黄叶黄汤"，这种黄色是制茶过程中对茶叶进行闷堆渥黄的结果。

茶性：黄茶的性味与绿茶稍微相近，独特之处在于黄茶中氨基酸成分较丰富。

疗效：消除疲劳、消食化滞、提神醒脑。

乌龙茶

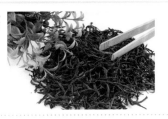

基状：茶叶外观为青褐色或深褐色，泡出的茶汤则为墨绿色，此种茶又被称为"青茶"。

茶性：性味温凉，茶中富含维生素、叶绿素等营养成分。与绿茶的区别就在于乌龙茶为半发酵茶，绿茶为不发酵茶。

疗效：减肥塑身、消脂。

菊花茶

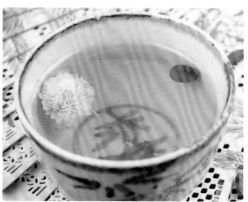

配方：白菊花20 g，枸杞子适量。

功效：白菊花有清热解毒、平肝明目的作用。这道茶对早期高血压的头痛、头晕症状有良好的调理效果。

菊槐茶

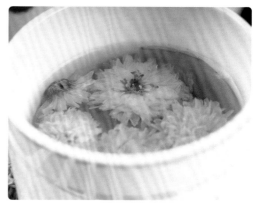

配方：菊花10 g，槐花10 g，绿茶3 g。

功效：有平肝祛风、清火的作用，对早期高血压引起的头痛、头晕、目赤肿痛、眼底出血、鼻出血等有一定的调理效果。

二子茶

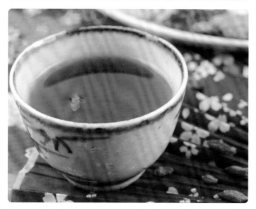

配方：决明子50 g，枸杞子15 g，冰糖50 g。

功效：有益肝滋肾、明目通便的作用，对高血压引起的头晕目眩、双目干涩、视物模糊、大便干结等有调理作用。

枸杞决明茶

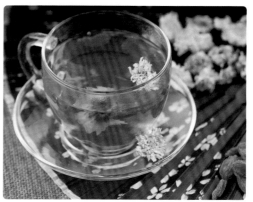

配方：枸杞子、决明子各10 g，菊花3 g，槐花6 g。

功效：有补益肝肾、平肝减脂的功效，对阴虚阳亢型高血压患者具有良好的食疗效果。

决明菊花茶

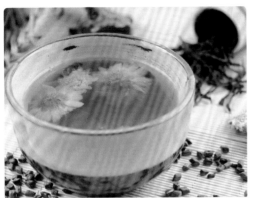

配方：决明子12 g，菊花10 g。

功效：清热平肝，适用于肝阳上亢型高血压患者，以及高血压伴有头晕目眩、烦躁不安症状的人。

菊花山楂茶

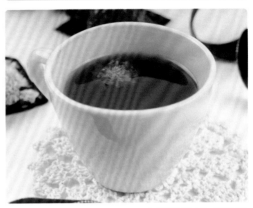

配方：菊花10 g，茶叶10 g，山楂30 g，红枣5 g。

功效：有扩张血管、活血化瘀的作用，适合高血压及并发冠心病、高脂血症的患者饮用。

三宝茶

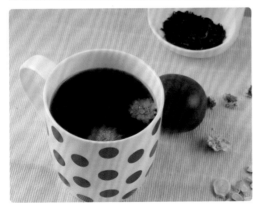

配方：菊花、罗汉果、普洱茶各6 g。

功效：菊花平肝，罗汉果清热凉血、清肠排毒；本品有减脂作用，适合高血压、高血脂和高血糖人士。

山楂荷叶茶

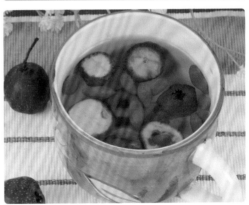

配方：生山楂50 g，荷叶15 g，枸杞子10 g，蜂蜜50 mL。

功效：扩张血管、清热解暑，兼有减肥作用，高血压、高脂血症、冠心病兼身体肥胖的患者尤其适宜饮用。

辨证为基，整体治疗

历史悠久的中药保健法

中医在临床诊治的过程中强调辨证论治，不同症状的病情应予以不同的中药方子来调养，从整体着手、平衡气血、调理阴阳。另一方面，中药调养高血压病是多方位的，要求患者在日常饮食、休息、工作等方面都与之配合。

⊕ 中药调养莫轻视

许多中药都具有调节血压的作用。例如，夏枯草有助于抗炎、抗菌、利尿，对血压具有双向调节作用，高血压患者食用后效果良好，并有助于延缓动脉粥样硬化的进程，尤其适用于肝火上炎、络脉瘀滞型的高血压患者；决明子有利尿作用，能使人体舒张压明显降低，它的调理血压作用和持续时间甚至比西药利血平更好。另外，像黄芩、菊花、钩藤、天麻、葛根、山楂、罗布麻、川芎、桑寄生等中药材，也都有良好的调理血压作用。

⊕ 中药的优势

中药方剂以辨证为基础，强调整体治疗，症状改善比较理想。如当高血压患者出现头痛、头晕、头胀、失眠、烦躁等症状时，中医认为是由于肝肾阴虚、阴虚阳亢、阳亢化风等原因所致，如能采用滋补肝肾、清热泻火、平肝熄风等治疗方法使血压趋于平稳，上述症状也随之改善。

治疗高血压，降压是一个很重要的目标，但是不能仅仅局限于降压，更重要的是要预防心、脑、肾等器官的损害。因为器官受损引发的心衰、肾衰等往往比高血压本身更为可怕。中药调理高血压，通常从患者的具体病症出发，采用辨证论的方法，调整体内环境，改善血管内皮功能，使心、脑、肾、血管得到一定的改善。

⊕ 中、西医结合，减轻副作用

中、西医治疗高血压虽然各有优势，也各有其局限性。一般认为，中药近期疗效较低，而西药近期疗效较高，但毒副作用较大。临床实验证明，中、西药结合使用疗效优于单用西药或单用中药。这样西药既可发挥近期疗效高的长处，又由于用量相应减少而减轻其毒副作用。中药的保健作用可提高近期疗效，又具有远期作用。故中、西药合用治疗高血压，具有见效快、疗效高、副作用少的优点。

中药调养，因人而异

虽然很多中药有调节血压的作用，但并非每种中药都适用于所有高血压患者。服用中药也要因人而异。因为中药疗疾有一套专门的理论体系，用哪种药必须根据人的体质、病情和中医理论来决定。中药讲究辨证论治，对什么样的体质用什么样的药都有规定。每种中药的药性都有区别，人的体质也有寒凉和温热之分。热性体质可以服用寒凉的中药，寒凉体质却不宜服用寒凉的中药，否则只会起反作用。所以，使用哪种中药，只有经过中医大夫的辨证诊治才能决定。

肝阳上亢型

具体治疗

　　血压升高兼见眩晕，伴头目胀痛、面红耳赤、烦躁易怒、舌红苔黄、脉弦数。宜用平肝潜阳、滋养肝肾之法。方用天麻钩藤饮，该方具有镇静、镇痛和调节血压的作用。

关键药材

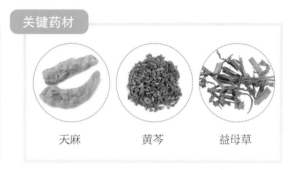

| 天麻 | 黄芩 | 益母草 |

肝肾阴虚型

具体治疗

　　血压升高兼见眩晕，伴头痛耳鸣、腰膝酸软、舌红少苔、脉细数。宜用滋补肝肾、养阴填精法。方用杞菊地黄丸，该方具有降低血管外周阻力、调节血脂和抗动脉硬化的功效，适用于肾性高血压患者。

关键药材

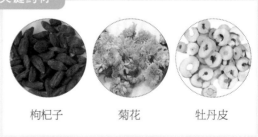

| 枸杞子 | 菊花 | 牡丹皮 |

瘀血阻滞型

具体治疗

　　血压升高兼见头晕头痛如刺、痛有定处、胸闷心悸、舌质紫暗、脉细涩。宜活血化瘀、理气止痛。方用血府逐瘀汤。该证型多见于老年高血压病患者，多伴动脉粥样硬化和心脑血管疾病。

关键药材

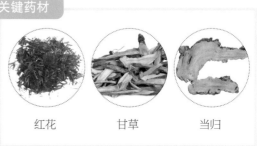

| 红花 | 甘草 | 当归 |

菊花

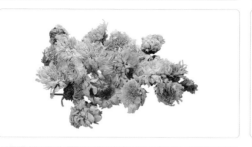

栀子菊花茶

材料：栀子20克，枸杞子、白菊花各10克。

做法：枸杞子、栀子洗净备用；将枸杞子、栀子与菊花同时加入杯中，加沸水冲泡，盖上盖；待10分钟后即可饮用。

功效解读：本品具有疏肝泄热、镇心安神的功效，对高血压引起的头目胀痛、面红目赤、急躁易怒、失眠多梦等有较好的疗效。

三七

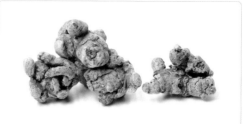

三七炖鸡

材料：丹参30克，三七10克，乌鸡1只，盐3克，姜丝适量。

做法：乌鸡洗净，切块；丹参、三七洗净，装入纱布袋中；布袋与乌鸡同放于砂锅中，加清水600毫升，烧沸后，加入姜丝，小火炖1小时，加盐调味即可。

功效解读：本品具有活血化瘀、益气养血的功效，适合瘀血阻滞型、气血两虚型的高血压患者食用。

天麻

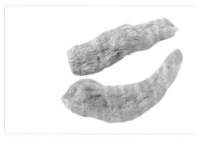

天麻川芎鱼头汤

材料：鲢鱼头半个，干天麻、川芎各5克，盐、葱花、枸杞子各适量。

做法：鲢鱼头洗净斩块；干天麻、川芎分别洗净，浸泡备用。锅洗净，置于火上，注入适量清水，下入鲢鱼头、天麻、川芎、枸杞子煲至熟，放入盐调味，撒葱花即可。

功效解读：本品具有息风止痉、祛风通络的作用，适合由肝阳上亢引起的高血压患者食用。

葛根

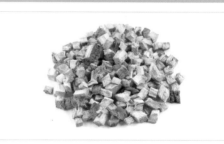

葛根黄鳝汤

材料：黄鳝2条，山药60克，葛根30克，枸杞子5克，盐、葱花、姜片各2克。

做法：将黄鳝收拾干净，切段，余水；山药去皮，洗净，切片；枸杞子洗净备用；净锅上火，加入适量的水，调入盐、葱花、姜片，大火烧沸，下入黄鳝、山药、葛根、枸杞子煲至熟。

功效解读：本品具有健脾益肾、祛风除湿的功效，适合脾胃虚弱的高血压患者食用。

阳为气，阴为味……阴味出下窍，阳气出上窍。味厚者为阴，薄为阴之阳。气厚者为阳，薄为阳之阴。味厚则泄，薄则通。气薄则发泄，厚则发热。——《黄帝内经》

川芎

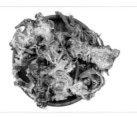

川芎白芷鱼头汤

材料：川芎、白芷各10克，红枣10颗，鱼头1个，生姜2片，盐3克。

做法：鱼头处理干净，斩件；川芎、白芷、红枣和生姜分别洗净，红枣去核；将川芎、白芷、红枣放入炖盅，加入适量水，隔水炖约1小时；待煲出药味，放入鱼头、生姜煲熟，加入盐调味即可。

功效解读：本品可活血祛瘀、通络止痛，适合高血压、高脂血症、动脉硬化、头晕头痛患者食用。

桑寄生

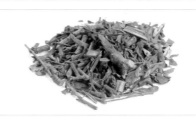

桑寄生连翘鸡爪汤

材料：桑寄生、连翘各15克，鸡爪400克，蜜枣2颗，盐适量。

做法：将材料洗净放入瓦煲内，加适量清水，大火烧沸后改用小火煲2小时，加盐调味即可。

功效解读：本品具有祛风通络、强筋壮骨的功效，适合肾虚、腰膝酸痛、筋骨痿弱无力的高血压患者食用。

夏枯草

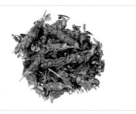

夏枯草煲猪胰

材料：鸡骨草30克，夏枯草20克，猪胰1条，姜适量，盐1克。

做法：猪胰放沸水中滚去表面血渍；瓦煲装水，烧沸后加入除盐外的其余材料，煲2小时后调入盐，盛出即可食用。

功效解读：本品具有清泻肝火、清热解毒的功效。夏枯草有扩张血管的作用，能够调节血压，缓解头晕目眩的症状。

黄芩

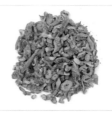

黄芩生地连翘饮

材料：黄芩15克，生地、连翘各10克。

做法：黄芩、生地、连翘分别洗净，放入锅中，加水500毫升；用大火烧沸后转小火续煮5分钟关火；滤去药渣，将药汁倒入杯中即可。

功效解读：本品具有清热解毒、散结消肿的功效，能够降低血液中的胆固醇和甘油三酯，适合高血压患者食用。

煎煮中药须知道

煎服中药的用具有许多，其中以砂锅为最佳。砂锅的材质稳定，不会与药物成分发生化学反应，从而能避免产生不利于人体的物质。

一般煎煮30~40分钟即可，矿物类药物需先打碎再煎煮。

煎服药时使用自来水是正确的做法，使用矿泉水煎煮中药，反而会降低中药的药效。

一般情况下只需要煎两次，第一次为"头汁"，第二次为"二汁"。饮用时将"头汁"与"二汁"相混，再分两次服用。

用具

时间

用水

次数　火候

煎煮中药前，应先将中药放置冷水中浸泡20分钟，然后再用大火将其烧沸，转至小火煎熬。如遇特殊情况则应根据药物不同而适当调整火候。

药材选择须顺时

"四时用药要先顺应时令，不能杀伐天地间的祥和之气"（《神农本草经》），所以服用药物要顺应四季升、浮、降、沉的规律。

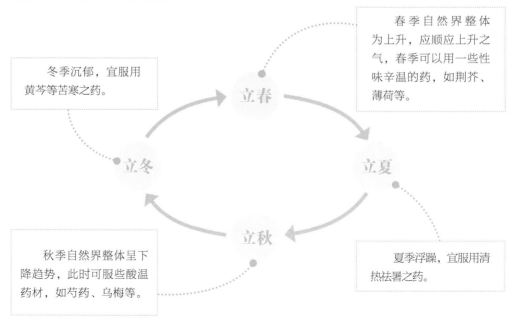

冬季沉郁，宜服用黄芩等苦寒之药。

春季自然界整体为上升，应顺应上升之气，春可以用一些性味辛温的药，如荆芥、薄荷等。

立春

立冬　　　　立夏

立秋

秋季自然界整体呈下降趋势，此时可服些酸温药材，如芍药、乌梅等。

夏季浮躁，宜服用清热祛暑之药。

第六章

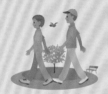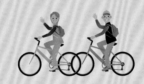

四季养生护血压

高血压是一种慢性疾病，患者往往需要长期治疗、长期服药，同时还需要遵循"三分治、七分养"原则，在日常生活中进行合理的自我调养。在一年的春、夏、秋、冬四季中，自然气候都不一样。在不同的环境里，高血压患者也需要有不同的养生计划，并适时进行调整。

调理高血压要持之以恒

要做好打"持久战"的准备

　　高血压是一种需要终身治疗的疾病，除了药物治疗之外还要养成良好的饮食习惯，因此，患者应该做好打"持久战"的准备。积极应对四季轮转的气候变化，加上各种行之有效的操作方法，稳住血压，调节血压，最终取得这场"战役"的胜利。

➕ 让自己快乐起来

　　常言道：病由心生。高血压也一样，和人的精神状态有极大的关系。无论是精神上的压力还是身体上的压力，均能导致血压升高。心理平衡是减少精神应激反应的一服良药。心理平衡的人，就等于掌握了调节健康的钥匙，掌握了生命的主动权。如一个人身体不胖、血压不高，但是心理不平衡，情绪不佳，经常发怒、着急，那么，这个人很容易发生健康问题。人到中年，平均每年动脉管腔狭窄 1% ~ 3%，几年、十几年甚至几十年才会堵塞，可是，暴怒、生气等情绪刺激下，冠状动脉可能因为痉挛而在 1 分钟内完全闭塞，甚至导致心搏骤停，造成猝死。

➕ 均衡营养，关注健康

　　《黄帝内经》提出"毒药攻邪，五谷为养，五果为助，五畜为益，五菜为充，气味合而服之，以补益精气"的饮食调养原则，还提到"食气入胃，散精于肝，淫气于筋。食气入胃，浊气归心，淫精于脉；脉气流经，经气归于肺；肺朝百脉，输精于皮毛；毛脉合精，行气于腑；腑精神明，留于四脏，气归于权衡；权衡以平，气口成寸，以决死生"，以及"饮入于胃，游溢精气，上输于脾；脾气散精，上归于肺，通调水道，下输膀胱；水精四布，五经并行，合于四时五脏阴阳，揆度以为常也"。可见我们的祖先早已对饮食的保健作用有了深刻的理解。

➕ 睡眠的重要意义

　　有研究显示：人不吃饭，可以活 20 天；不喝水，可以活 7 天；不睡眠，只能活 5天。睡眠是大脑的一种自我保护措施，没有睡眠，大脑细胞就会在疲惫中衰亡，呼吸、心跳就会突然停止。

　　晚上睡得好，一方面养精蓄锐，保证第二天有精神；另一方面温故知新，使记忆力不断得到强化。大凡晚上睡得香的人，早晨起床后对前一天的事情记得更多、更牢；晚上睡不好的人，回忆前一天发生的事就模模糊糊。

➕ 你需要减肥吗

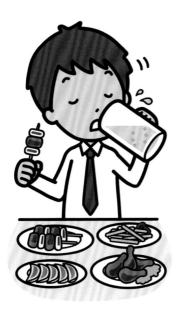

体重超过标准体重20%即为肥胖，可参考以下细则

● 关注腰臀比（我国男性0.8~0.9、女性0.7~0.8为佳；当男性腰臀比>0.9，女性腰臀比>0.8时，即为中心性肥胖）

● 稍微活动便心跳加速、气喘吁吁

● 经常暴饮暴食，已经吃饱了仍然继续进食

● 运动次数过少，一个月也不运动一次

对于肥胖型高血压患者来说，减肥是头等大事。另外，在高血压患者中，肥胖者更容易并发心脑血管疾病。减肥能帮助收缩压和舒张压降至正常水平，并有助于增加人体脂肪消耗，使血管反应性正常化，心脏交感神经兴奋性降低，减少并发心脑血管疾病的概率。节制饮食、适当运动，都有助于减轻体重。

➕ 养成健康饮食习惯

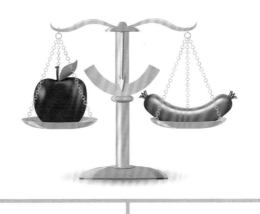

有一个有趣的现象：如果多吃蔬菜水果、少吃脂肪类食物，人体收缩压可以下降8~14 mmHg；如果每天摄入的食盐能够少于6 g，收缩压也将下降2~8 mmHg。

在摄入等量食物的情况下，少食多餐更有益于人体代谢，能防止食物中释放出来的脂肪酸在体内大量堆积。因为体内脂肪酸积聚会引起血管变窄，诱发高血压，所以，少食多餐有助于降低高血压的发病率。

高血压患者宜戒烟少酒。因为香烟中的尼古丁会引起血管收缩，使血压上升。而大量饮酒容易引起人体和神经的过度兴奋，促使血压快速上升，并且很容易诱发冠心病。

春季保健法：警惕"春困"睡好觉

每年春季都是高血压的高发期。因为这个季节气温多变、暖湿交加，患者的血管容易收缩，从而引起血压上升，同时还很容易诱发脑卒中等。

✚ 养肝护肾多排毒

春季，万物生发，春季养生宜养阳防风。因为在五行中，春季属木，在人体五脏中，肝脏也属木，所以在春天肝气旺盛而升发。但是如果肝气升发得太过，或者肝气郁结，都很容易损伤肝脏，因此，高血压患者在春季更应养肝、护肝。高血压患者需要长期服用降压药，而很多降压药对肝肾都有一定的毒副作用，容易伤害肝肾。具体来说，高血压患者应尽量饮食清淡，多吃富含膳食纤维及维生素C的蔬菜和水果，多喝水，少吃油炸和咸辣食物。女性还可以用红豆熬粥、煲汤，可祛湿养血、滋养肝肾。

✚ 谨防"春困"捣乱

春季很多人都会感觉疲倦，提不起精神，总有睡不醒的感觉。这是因为春季天气变暖，人体的新陈代谢逐渐旺盛起来，人体的耗氧量也在不断增加，于是大脑的供氧量就显得有些不足；再加上气温变暖会使大脑暂时受到抑制，自然就会感到春困。高血压患者的春困症状尤其明显。对高血压患者来说，春困不利于稳定和控制血压，所以应该注意调养，减少春困发生：每天保证充足的睡眠，早睡早起，帮助身体升发阳气，强身健体；室内经常开窗通风，注意保持室内的空气流通；条件允许的话，每天午睡半小时。春困减少了，才有利于控制血压，预防高血压并发症。

✚ 运用中医理论，睡个好觉

中医认为，一天之中有两个时段是最重要的睡眠时段，即子时和午时。子时是晚上11点到次日1点，午时是中午11点到下午1点。中医关于睡子午觉的观点，在现代医学中也得到了论证。研究发现，如果这两个时间段休息得很好，人就会精力充沛。另外，人体组织器官损伤的修复主要是在睡眠期间进行的。当人们受伤、生病的时候，医生都会建议多休息。

➕ 排毒功能强大的六大蔬果

草莓

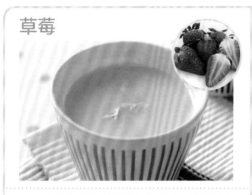

草莓热量不高且富含维生素，是最适合春季食用的清洁肠胃的水果之一。草莓味道酸甜，入菜、生食、榨汁均适宜。

樱桃

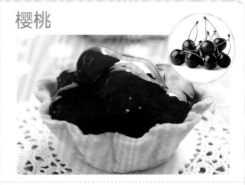

樱桃是非常有药用价值的水果，排毒功效显著。有轻微便秘症状的患者，常食樱桃还有温和的通便效果。

葡萄

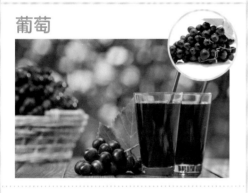

葡萄是抗氧化的佳品。深紫色的葡萄还具有良好的排毒效果，能够帮助清除肝、胃、肠内堆积的废弃物。

苹果

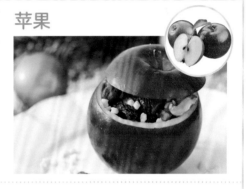

作为一年四季都买得到的水果，苹果是肥胖型高血压患者减肥瘦身的首选，它热量低、维生素高，含有丰富的膳食纤维。

洋葱

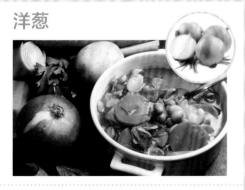

洋葱所含的硫物质对肠道非常有利，烹饪蔬菜汤时放些洋葱，能够杀死肠道内的某些致病菌。

莲藕

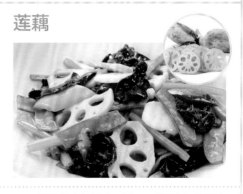

莲藕膳食纤维含量高，可帮助身体排出体内的废弃物。

✚ 春季，一起去晒太阳吧

平时没事时到户外晒晒太阳，不但可以让心情变好，对高血压患者来说，还是一项既简单又有效的治病方法呢。有医学专家做过测试，让一些高血压患者在户外晒 10 分钟的太阳，结果发现他们的血压平均下降了 6 mmHg。这是由于太阳光中的紫外线照射可使机体产生一种营养素——维生素 D_3，而维生素 D_3 与钙相互发生作用，就能调节动脉血压，所以在适当的时候多晒太阳能使血压平稳。

常晒太阳的人也许都有这样的感觉，太阳晒晒后背，会觉得肚子很舒服。这是因为晒后背可以驱除脾胃中的寒气，改善人体消化功能。如果这个时候再揉揉腹部，同时扭动腰部，就能够防止腹部受凉，使身体更健康。

✚ 合理用药，防感冒

春季血压容易波动，一些高血压患者除了服用降压药，还擅自增加某些有疏通血管功效的药物，以为这样能防止血压升高，结果适得其反，血压不仅没得到控制，反而波动更大。还有的患者见春季气温升高，就擅自减少降压药的分量，甚至停止服药，结果给疾病治疗带来困难，严重者还可能危及生命。患者必须在医生帮助下，选择一些对血压有双向调节作用的药物进行调理。另外，春季易感冒，有的感冒药会使人心跳加快、血压升高，患者此时一要注意预防感冒，二不要随便服感冒药。一旦感冒要及时就诊，并在医生帮助下选择不会对血压构成威胁的、较为安全的感冒药。

✚ 采取正确的饮食疗法

治疗高血压，除了使用降压药物外，饮食治疗也是十分重要的。原因有二：第一，中国人的食盐摄入多，这容易加重高血压；第二，高血压患者易合并发生心肌梗死和脑卒中。想实现饮食营养均衡，高血压患者必须养成正确的饮食习惯，同时选择正确的养生和治疗方法。

✚ 做好"春捂"利血压

春天警惕"倒春寒"，所以民间有"春捂"的说法。对高血压患者来说，春捂有益于对血压的调控。如果春季过早减衣，感冒就可能找上门来，对高血压患者的病情有百害而无一利。不过患者在"春捂"时也要注意"捂"得恰当、适度，要根据个人身体情况和气候变化随时添减衣服，尤其要护好头部、背部和足部。在春季的这一段时间里，患者外出需要注意戴好帽子，穿好背心；鞋、袜既要保暖，也要宽松。

❶ 春捂有益于调理血压

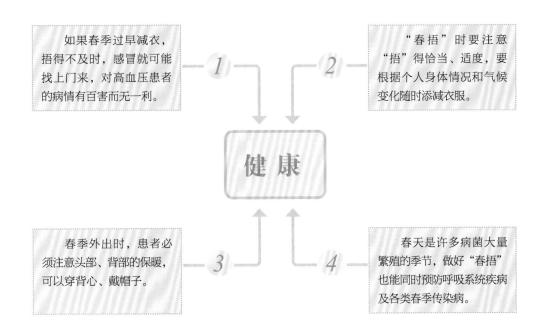

如果春季过早减衣，捂得不及时，感冒就可能找上门来，对高血压患者的病情有百害而无一利。 **1**

2 "春捂"时要注意"捂"得恰当、适度，要根据个人身体情况和气候变化随时添减衣服。

健康

春季外出时，患者必须注意头部、背部的保暖，可以穿背心、戴帽子。 **3**

4 春天是许多病菌大量繁殖的季节，做好"春捂"也能同时预防呼吸系统疾病及各类春季传染病。

❶ 春季是运动好时节

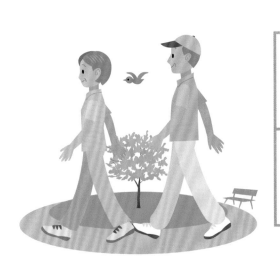

春季属于疾病多发季节，适量的户外运动可以提升心肺功能，增强身体素质。

呼吸新鲜空气，能够增强机体对心脑血管功能的调节能力，改善机体对心脑的氧气供应。

老年高血压患者在春季时可以进行放风筝、郊游踏青、钓鱼、赏花、快走、打太极拳等运动。

多喝水、防高温

夏季保健法：适量补水是关键

夏季高温，对高血压患者来说，血压容易骤降，同时炎热的天气也容易使睡眠质量下降。一些高血压患者更容易病倒，有的是旧疾复发，有的是贪凉导致感冒等。因此，在生活中要多加注意。

✚ 夏季高温莫大意

由于天热多汗，血液中的水分减少，血液会变得黏稠，血液流动的速度会变慢，在这种情况下，血压一旦骤然下降，很容易引起缺血性脑卒中。此外，一到夏季，很多人的睡眠质量都会下降，睡眠不佳，容易造成自主神经紊乱，迷走神经处于兴奋状态，引起血管收缩，血压升高，人在睡眠中又不易察觉，很可能引起出血性脑卒中。高血压患者在夏季血压降低时，更需要坚持服药、坚持治疗，不能麻痹大意。

✚ 外出活动须防暑

夏季气温高低变化大，人体血压也处于较大的波动中，这就要求高血压患者必须做好降温防暑的准备。降温防暑有很多办法，像使用空调、游泳、吹风扇等。游泳是一种浴水散热的方式，患者在游泳时能消耗体内过多的热量和过剩的营养，减少脂肪积存，帮助调节血脂和血糖，起到强身健体的作用，还能够降温防暑，一举多得。夏季很多场所中都有空调，高血压患者在使用空调时要注意：空调的温度不宜调得过低，以27～28℃为宜，室内和室外的温差最好不要超过8℃，同时还要避免直接对着空调机吹冷风。如果患者不注意这些，就很容易感冒，还可能令血管调节功能紊乱，引发心脑血管意外。

✚ 夏季用药有讲究

夏季，只要血压不过度下降，患者就应按剂量服降压药。如果血压明显偏低，就要在医生的指导下适当减少降压药的剂量。血压偏低时，如果仍按冬季的剂量服药，可能会过度降低血压，引起头晕、浑身无力等症状，甚至发生心绞痛或脑梗死。夏季高温，容易出汗，人体血管舒张，往往会引起血压骤然下降。夏季时一般高血压患者的血压数值平均能降低8～12 mmHg。有的患者一见血压降下来了，立即停药，当血压反弹升高，又马上服药，结果血压剧烈波动，不仅影响治疗，还容易引起心、脑、肾等器官的并发症。

✚ 夏季调节高血压要点

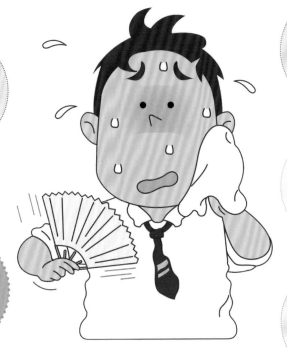

炎热夏季

大量出汗，体内水分流失，要及时补水。

太阳光强烈、气温高，要注意防晒。

血液中水分减少，变得黏稠，容易引起缺血性脑卒中。

使用空调时，空调的温度以27～28℃为宜。

不宜在阳光下进行跑步等运动，可转移到室内做瑜伽或者游泳。

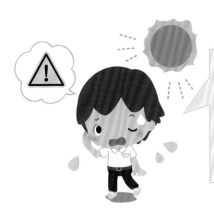

中暑时，人会明显地感受到情绪烦躁不安、身体发热，脑袋发晕、疼痛，皮肤有灼热感，并且感到恶心、想呕吐、胸闷气短，严重者甚至还会发生痉挛、突然昏厥等情况。发现中暑后不要慌乱，应立即到阴凉处或有空调的室内，并且对身体进行物理降温，可把冰块含在嘴里、把冰袋敷于额头处及特别灼热的皮肤表面。

➕ 清淡饮食多喝水

每当夏季来临，老年人的心脑血管疾病的发生率也明显增加。这也是由于老年人器官的机能处于退化状态，对环境的适应能力减退，到了炎热的夏季，一旦水分补充不足，就容易脱水，进而诱发心脑血管疾病。

通常我们每个人每天水分的摄取和消耗处在一个基本平衡的状态。在气候宜人的季节过着平静生活的人，一天正常的失水量为 2500 mL 左右，也就是说，人每天补充水分（食物和饮水）超过 2500 mL 就不会出现脱水的现象。在炎热的夏季，日常生活所需的水分与正常所需水分基本相同，但是外出活动时出汗量增加，失水量会增至 3000 mL 或以上，为避免脱水，此时就需要及时补充水分。但不能等到口渴时再喝水，因为身体缺水的老年人非常容易出现脱水现象，所以应该及时、适量补水。另外，老年人可能因为肾脏功能的减退而导致基础尿量增加，因此，在炎热的夏季需额外补充水分。

➕ 养成吃饭七八分饱的习惯

我国古代中医就有"若要小儿安，三分饥和寒"一说，其实大人也一样。动物实验证明，吃七八分饱，机体最少患病。

什么叫"七八分饱"，就是当你离开饭桌时还想吃饭，还能再吃即还有食欲，肚子不撑的状态。如果不知道自己"七八分饱"应该吃的食量，单单以感觉来控制"七八分饱"的尺度比较难。学会计算自己所需食物品种及数量，就好掌握多了。那么，如何计算自己所需食物品种及数量呢？简单的办法就是求助于营养师，营养师通过个体年龄、性别、职业、日常习惯等情况，就可以计算出个体每餐应该摄入的热量，再教你掌握食物热量表，就会比较清楚自己所需食物的品种及数量了，也就明白自己"七八分饱"的尺度了。养成吃"七八分饱"习惯的关键是要明白其中的道理，思想通了，才能有意识地控制自己的饮食，既要吃好，也要吃得健康。

✚ 夏季刮痧保健穴位推荐

中暑　　夏季，人如果在烈日下或其他高温环境中劳作，时间长则伤气，暑热之邪便侵入人体，导致身体不适。刮痧有醒脑开窍的作用。

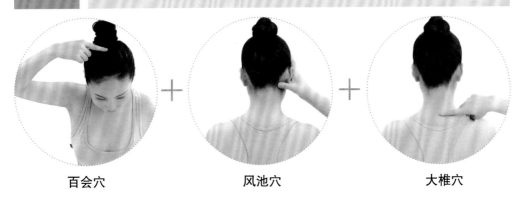

百会穴　　　　　　　　　风池穴　　　　　　　　　大椎穴

恶心呕吐　　夏季人们常食寒凉的食物，容易导致脾胃虚弱、脾不升清、胃不降浊，就会引起恶心、呕吐的症状。刮痧可降逆止呕，缓解不适。

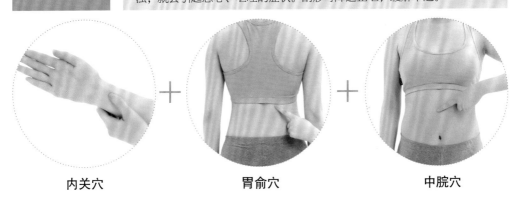

内关穴　　　　　　　　　胃俞穴　　　　　　　　　中脘穴

肠炎　　夏季温度高，食物容易腐烂变质，坏掉的食物吃进肚子之后很容易引起肠炎，除及时就医外，还可使用刮痧来轻柔缓解身体的不适症状。

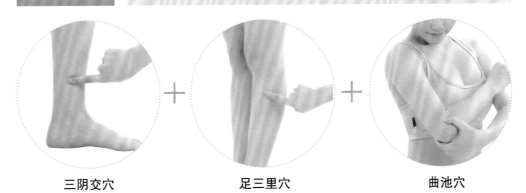

三阴交穴　　　　　　　　足三里穴　　　　　　　　曲池穴

秋季保健法：缓解"秋乏"益血压

进入秋季，暑气未散，因此昼夜温差变大。高血压患者应在医生指导下，及时调整降压用药，将血压控制在合理的水平上。

✚ 夏秋更迭重保健，远离"冷刺激"

从夏入秋，冷热交替，早晚逐渐凉爽，昼夜温差增大，一冷一热，很容易引起血管痉挛，使血压出现大幅波动。尤其是气温急剧下降，会使患者的血管急剧收缩，很容易引发心脑血管破裂出血、血管栓塞等。所以在初秋时节，往往也是高血压、冠心病、心肌梗死、脑卒中等疾病的高发期。当天气转凉时，高血压患者一定要提前做好保健工作，定期复诊，并注意防寒保暖，尽量少吃生冷食物，不喝冷饮，不用凉水洗澡、洗脚，避免受到"冷刺激"。在夏季，很多人喜欢开空调睡觉，但是一旦过了立秋，睡觉的时候就不宜再开空调，以免受凉气侵袭；尤其在夜间温度低的时候，高血压患者更要注意保暖。

✚ 缓解"秋乏"益血压

夏季人体皮肤温度和体温升高，大量出汗会使水盐代谢失调，胃肠功能减弱，令神经活动紧张，增加心脏系统的负担。到了秋季，气候变凉，出汗减少，人体水盐代谢逐渐恢复正常，会让人感觉舒适，并进入松弛状态，人体便有一种疲乏感。所以，"秋乏"实际上是对夏季人体过量消耗进行的一种补偿性保护反应，也是人体在秋季逐渐恢复体能的一种修复式过渡。适量的体育运动，充足的睡眠，清淡的饮食，多吃富含维生素的蔬菜和水果，吃些干果、豆类、海产品等高钾食物，适量进食含有咖啡因的食物，如清淡的绿茶、纯可可脂巧克力等，都有助于缓解"秋乏"症状，帮助高血压患者更好地控制血压。

✚ 一日三餐维持基本代谢

"全营养辨证施膳学"理论认为，一日三餐是成年人在社会劳动过程中维持体内各种营养素的最少进餐次数，也就是说，一日三餐是最简单的养生方式。《养生避忌》上总结，"善养生者，先饥而食，食勿令饱；先渴而饮，饮勿令过。食欲数而少，不欲顿而多"。儿童、青少年、妊娠中后期等人群，由于代谢速度快，要相应采取一日四餐或一日五餐的饮食方式进行饮食养生。

➕ 冷热交替要注意

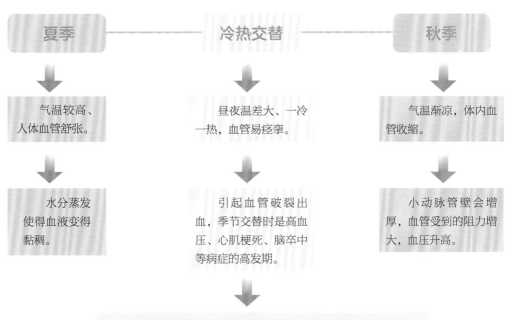

| 夏季 | 冷热交替 | 秋季 |

气温较高、人体血管舒张。 | 昼夜温差大、一冷一热，血管易痉挛。 | 气温渐凉，体内血管收缩。

水分蒸发使得血液变得黏稠。 | 引起血管破裂出血，季节交替时是高血压、心肌梗死、脑卒中等病症的高发期。 | 小动脉管壁会增厚，血管受到的阻力增大，血压升高。

注意防寒保暖，少吃生冷食物，避免受到"冷刺激"。立秋之后，睡眠时不宜再开空调，以免受凉气侵袭。

➕ 缓解"秋乏"三大方法

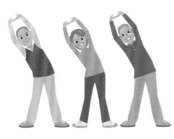

◀ 伸懒腰可以让紧张的肌肉得到放松，身心也会更加舒畅。这是因为伸懒腰时，胸腔器官会对心脏、肺部等产生挤压，帮助心脏运动，从而能够把血氧更多地输送到身体各个部位。

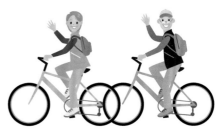

▲ 秋季可以多选择户外运动。户外充足的阳光能够使人心情变得开阔舒朗，整个人也更有精神。

▶ 秋季时最忌暴饮暴食，要节制食欲，同时秋季最好少吃辛辣油腻的食物，可以通过补充蛋白质来缓解秋乏症状，鸡蛋和牛奶是不错的选择。

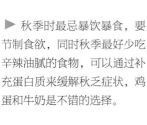

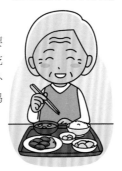

❂ 秋凉谨防脑卒中

脑卒中包括出血性脑卒中（脑出血）和缺血性脑卒中（脑梗死、脑血栓），秋季时高血压患者很容易发生脑卒中。首先，因为在外界气温下降时，人体为了保持体温恒定，减少散热，毛细血管会自动收缩，使得外周血管阻力增加，引起血压升高；其次，秋季天冷，人的食欲增强，容易过量摄入碳水化合物、脂肪类食物，这类食物又会促使人体摄入和保留水分，再加上天冷出汗少，使得血容量增加，从而导致血压上升。天冷散热快，为了保持体温，人体交感神经兴奋，此时血压也会上升。如果患者再感到紧张、焦虑和急躁，就更加容易引起脑卒中。在秋季时高血压患者更需要保持血压平稳，防止血压大幅波动。

❂ 秋季用药有学问

秋季，天气转凉，血管收缩，血压会升高，患者因此容易出现胸闷、眩晕、面部麻木等症状。一旦感觉到不适，患者最好及时前往医院就诊。与此同时，还要坚持自测血压，根据血压数值和表现症状，在医生的指导下及时调整用药和药物剂量。秋季早晚温差大，早晨温度低，有的患者会感到头晕，遇到这种情况也要及时就医，因为引起头晕的原因很多，高血压只是其中之一。如果医生诊断头晕与血压高有关，就会根据具体情况，帮助患者调整药量，让血压不会在早晨升得过高。在夏秋、秋冬换季时，患者最好不要随意停服有助于改善心脑血管功能的药。

♥ 爱心提示

七种秋果要少食

秋季，许多水果上市，高血压患者选择性地吃一些水果，有助于调理血压。但是，水果并非吃得越多越好，有些水果吃多了也会损害健康。如石榴吃多了容易损伤牙齿；葡萄吃太多易伤脾，脾胃虚寒的高血压患者不宜多吃；柑橘有平稳血压的作用，但吃多了容易上火，引起口腔溃疡；红枣是高血压患者的食疗佳品，但吃多了容易引起消化不良。其他不宜多食的水果还有苹果、梨、柿子等。

➕ 秋季保健食疗方

高血压的食疗应该遵循几大原则：少油少盐、适量补钾、戒烟限酒。对那些处于高血压病发早期或病情较轻微的患者来说，只是单纯地限制食盐摄入便能使血压恢复正常。

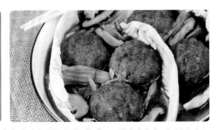

白菜烧豆腐

材料：大白菜、豆腐、大葱
功效：通肠利胃、除烦止燥

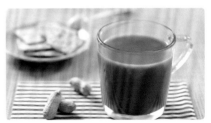

黑米花生豆浆

材料：黑米、花生、黄豆
功效：缓解疲劳、促进消化

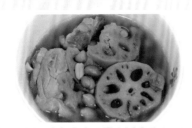

莲藕排骨汤

材料：莲藕、排骨、花生
功效：益血生肌、减肥塑身

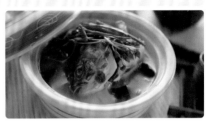

鱼头豆腐汤

材料：鲢鱼头、豆腐
功效：滋阴润燥、补肺益气

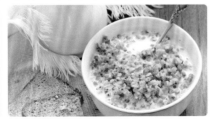

牛奶燕麦粥

材料：燕麦、牛奶、水
功效：调和五脏、排毒祛湿

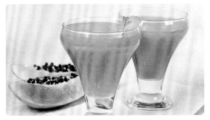

酸甜木瓜汁

材料：菠萝、木瓜、蜂蜜
功效：消食止泻、固养元气

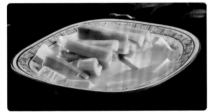

丝瓜炖豆腐

材料：丝瓜、豆腐
功效：祛风化痰、通络止痛

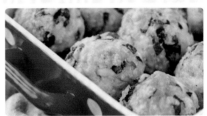

鸡肉菠菜丸子

材料：鸡胸肉、菠菜、面粉
功效：温中益气、健脾益胃

冬季保健法：注意保暖防卒中

冬季时高血压患者的病情容易反复，如果不及时控制并稳定血压，容易引起心脑血管硬化，诱发心脑血管病变，威胁生命健康。

➕ 冬季要防血压失控

血压的升高是遗传基因与外界环境因素相互作用的结果。外界环境会导致人体发生一系列的神经、体液方面的适应性改变。季节会影响血压的变动，老年人更是如此，一般冬季血压要比夏季高 12（收缩压）/6（舒张压）mmHg。有研究表明，气温每降低 1℃，人体收缩压平均升高 1.3 mmHg，舒张压升高 0.6 mmHg。冬季温度下降，人的皮肤受到寒冷的刺激，使交感神经兴奋，人体内的肾上腺素水平升高，体表血管收缩以减少热量的散发，同时肾上腺素又能使心率加快，血液输出量增加，这样就会导致血压升高。有些高血压患者常会因寒冷刺激导致血压急剧上升而发生脑卒中。从脑卒中和心肌梗死的死亡人数看，冬季要比夏季高 60%。

➕ 冬季谨防静电危害

冬季气候干燥，容易产生静电。如皮肤和衣服、衣服和衣服之间摩擦，就会产生静电，家用电器也会产生静电。如果静电被人体吸收并积存，可能会影响心脏生理电流传导，并容易引发心律失常等。衣服和皮肤、衣服和衣服摩擦生出静电，突如其来的声音与痛感也容易让人紧张，进而使血压升高。所以高血压患者尤其要提防静电。衣物等尽量用纯棉或真丝制品，如纯棉内衣、纯棉被套和床单、真丝睡衣等。化纤衣物洗涤时可以用抗静电洗涤剂。如果长时间用电脑或被电器环绕，要勤洗脸、勤洗澡、勤换衣。电器不用时要拔掉电源插头，尽量远离电器。塑料梳子梳头也会产生静电，最好用木梳。赤脚行走、多喝水、用手摸墙等动作，都能释放体内静电。

➕ 少食多餐有利健康

如果条件许可，尽量少食多餐。如果时间比较充裕，可以改成一天吃四五顿。少量多餐，血糖波动小，血脂波动小，胃负担轻，有助于减肥。少量多餐，有利于预防糖尿病、脂肪肝、高脂血症。一天吃四五顿饭，不是越吃越多，而是总量控制，如把早饭的一部分放在上午休息时吃，午餐的一部分放在下午四五点钟吃，晚饭要吃得少一些，这样总能量就不会增加。

➕ 冬季血压失控的原因

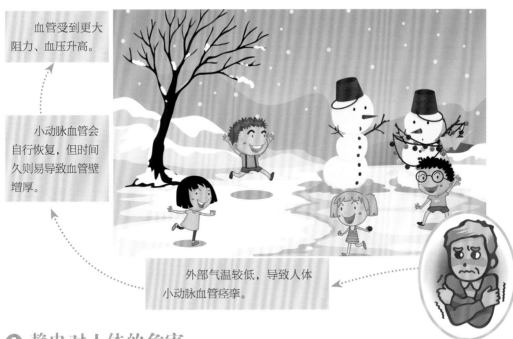

血管受到更大阻力、血压升高。

小动脉血管会自行恢复，但时间久则易导致血管壁增厚。

外部气温较低，导致人体小动脉血管痉挛。

➕ 静电对人体的危害

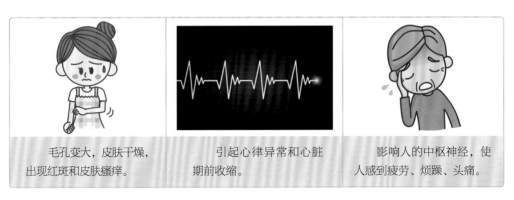

毛孔变大，皮肤干燥，出现红斑和皮肤瘙痒。

引起心律异常和心脏期前收缩。

影响人的中枢神经，使人感到疲劳、烦躁、头痛。

➕ 防止静电并不难

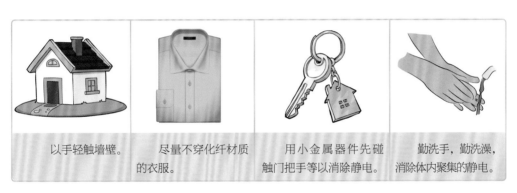

以手轻触墙壁。

尽量不穿化纤材质的衣服。

用小金属器件先碰触门把手等以消除静电。

勤洗手，勤洗澡，消除体内聚集的静电。

➕ 冬季运动避清晨

高血压患者在冬季坚持体育运动，能够促进血液循环和新陈代谢，有助于防寒保暖、控制血压，不过患者不宜选择晨练。人体血压 24 小时都在波动，每天睡眠时血压降低，凌晨 2 ~ 3 点时，血压为全天最低。清早醒来，血压迅速升高，清晨 6 ~ 9 点，血压达到或接近全天最高峰，甚至比夜晚要高 40 ~ 50 mmHg。这种现象被称为"血压晨峰"。此时，患者的交感神经处于兴奋中，心跳加快，血压升高，再加上一夜没喝水，体内水分早已通过呼吸、排尿等丧失不少，血液黏稠度也较高，如果还坚持晨练，容易引起心肌梗死、脑卒中等。所以冬季时，高血压患者最好在每天上午 10 点后及下午进行运动。

➕ 冬季保暖要"四松"

保暖一方面要使用一些采暖设备，如采暖器、采暖炉等（冬季取暖要注意通风，注意安全）；另一方面要阻止冷、热空气对流，如门、窗是冷空气容易进入的地方，我们不妨使用封条，或用安装双层窗户的方式来防止冷空气的侵入和热空气的丢失。睡觉的时候，不妨增厚床上垫的褥子，以增加隔离空气层，防止人体热量的散失，从而起到保暖的目的。

在保暖的同时，衣裳不宜穿得过于严实，否则容易引起血液循环不畅，导致血压升高，并诱发血栓等疾病。所以，患者冬季的衣着既要保暖防寒，也要"四松"：一要松表带，不要让表带紧贴皮肤；二要松鞋、袜，鞋、袜要宽松，如果过紧会阻碍足部血液循环，使血压升高；三要松裤带，裤带太紧容易使腹腔压力增大，妨碍腰部以下的血液循环；四要松衣领，颈部有影响血压变化的压力感受器官，衣领太小或领带、围巾系得太紧，容易压迫颈部血管，产生反射，使血压降低、心跳减慢，大脑就容易出现供血不足，患者容易晕厥。

♥ 爱心提示

高血压患者，请远离冬泳

适合高血压患者的冬季运动有很多，如慢跑、体操等，但一般不宜选择冬泳。因为冬泳是在强冷环境下进行的运动项目，强冷刺激会使血管急剧收缩，引起血压剧烈波动，易生意外。即使个别患者的身体条件允许冬泳，也要减少运动强度，并最好进行科学训练。不过，患者可以进行适当的冷水锻炼，如冷水洗脸，长期坚持，有助于增强血管弹性、调节血压。冷水锻炼要循序渐进，开始时水温也不宜过低，要给身体逐渐适应的时间。

✚ 冬季严寒须谨慎

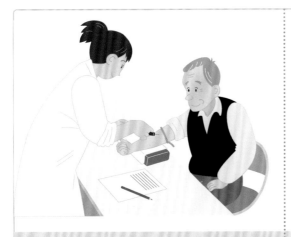

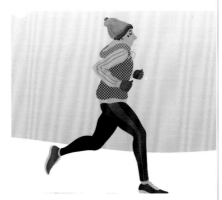

冬季时患者的血压会处于很不稳定的状态，此时更要遵循医嘱服药，不可因为一时的稳定血压而停药，以免导致血压大幅度上升。

很多患者怕冷，鞋、袜穿得又厚又紧，这是错误的做法，会直接导致足部血液不流通，引起血压上升。

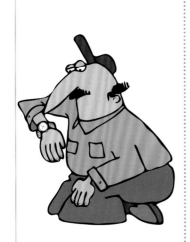

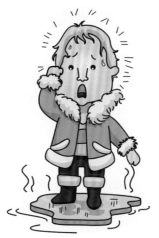

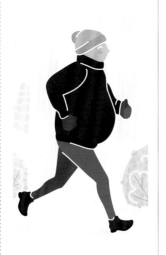

户外运动时尽量不要佩戴手表，或者可以将手表表带调松，以免表带紧贴皮肤，影响血液循环。

注意头部保暖，外出时应当尽量佩戴帽子、围巾等保暖衣物，不要使头部暴露在寒风当中。

腰带不宜过紧，特别是较胖的患者，否则很容易对腹部施加过多压力，从而导致局部血液循环不畅。

冬三月，此谓闭藏。水冰地坼，无扰乎阳，早卧晚起，必待日光，使志若伏若匿，若有私意，若已有得，去寒就温，无泄皮肤，使气亟夺，此冬气之应，养藏之道也。

——《黄帝内经》